按壓手穴道，釋放壞情緒

手のツボを押すだけでしつこい怒りが消える！

加藤雅俊——著　胡汶廷——譯

目錄

序章

該怎麼做，這種「憤怒」或「悲傷」才會消失呢？

第1章

會使負面情緒消失的「穴道腦療法」

第2章 如何實踐穴道腦療法？

第3章 「平息」憤怒或悲傷的穴道

01

第4章 「提高」幹勁的穴道

人可以控制行為，卻不能約束感情。

因為感情是變化無常的。

——尼采

在本書中，不只讓大家了解那種「不快的感情之謎」，還要教導大家，讓那些情緒「咻的一下」就消失，讓心裡「哇的一下」就變輕鬆的方法。掌握這個關鍵的就是，眾所周知的「穴道」。

「穴道」，和人的感情有著很深的關聯性。那麼，有關「感情」和「穴道」息息相關的不可思議的故事，就要開始了。

● ● ● 序　章

該怎麼做，
這種「憤怒」或「悲傷」
才會消失呢？

「憤怒」或「悲傷」的真正原因

「最近變得易怒，總是很焦慮煩躁。」
「老是對小孩罵『快一點！』自己都討厭起自己了。」
「一到晚上就覺得好寂寞好寂寞，感覺很孤獨。」
「他現在在哪裡？和誰見面呢？在意的不得了。」
「上了年紀，做什麼都提不起勁。」

有這樣的經驗嗎？如果覺得有些狀況和自己相符，那可能就是腦中「調整感情的機能」沒有確實發揮作用的可能性。湧現憤怒或悲傷的情形，是任誰都有可能發生的事。這並不是自己本身的錯。

不如說是，感情豐富地發揮作用，從另一面來看，也就是能強烈感受到喜悅或快樂的情緒。能感受到喜怒哀樂的豐富的心，對於豐富的人生是不可或缺的。這正是，惟有人類才擁有的極佳能力。

但是，正因為有了這個能力，而被憤怒支配了心，或是悲傷永無止盡，是非常痛苦的事。如果可能的話，希望能高明地控制憤怒或悲傷，保持心情平穩的狀態。為什麼我們會受「不快的感情」所苦呢？

腦控制了情緒

我們的腦，在感到憤怒或悲傷的時候，為了能常保心平氣和的狀態，會分泌平息這些感情的神經傳導物質「腦內荷爾蒙」。

如果腦能正常運作，分泌出適當的荷爾蒙的話，人就能在短時間之內調整心理，能再次回復到平穩的情緒之中。

只要腦能正常運作的話，「憤怒」不會持久，幾乎所有的場合，都只要五秒左右就能平息。也不再會長時間受「悲傷」折磨，不會發生因「孤獨」或「不安」而徹夜難眠的事，不會有因「嫉妒」或「猜疑心」而坐立不安的狀態，也不會有做什麼都「無力」而沒有幹勁的情形。

另一方面，如果腦沒有正常運作的話，一發生討厭的事時，就會無法下達「調整感情的指令」。這樣一來，就會一直持續焦慮忐忑，或是持續悲傷或不安。憤怒或悲傷無法停止，正是因為腦所下達的「調整感情的指令」沒有正常運作的關係。

負情緒難以消彌？

憤怒或悲傷、嫉妒、不安。在腦中辨識這些感情的，是名為「扁桃體」的直徑一公分左右的小小器官。決定對食物的喜好，或是聽到討厭的話而感覺不快，或是在高處覺得害怕等，都是由扁桃體的作用而產生的。

喜歡的遊戲，即使不看說明書，也能漸漸熟記，相對的，對於不喜歡的工作，記憶力就會很差，這是一般常有的情形，這是因為扁桃體是位於司掌記憶的「海馬」的入口的緣故。

做喜歡的事的時候，喜歡的事會通過扁桃體的門，輕易地就到達海馬，但是做討厭的事情時，因為這個門會變窄，所以就不容易到達海馬。請大家如此想像，就不難了解了。

一般而言，憤怒在數秒就會到達頂點，之後就會減輕，但也有研究指出，要消弭悲傷，要用大約一百二十個小時（五天）。不過，不管哪一種感情，只要腦能正常運作，隨著時間經過，就會從扁桃體逐漸轉淡。

「不對不對，不要說幾秒了，就是五個小時、六個小時，有些情形就算隔了好幾天，怒氣也不會消失！」

也有這麼認為的人吧。的確，實際上也有怒氣一直沒有消失的情況。

另外，也有即使一個禮拜過去，兩個禮拜過去，悲傷卻無法停止的時候。如上所述的這些情形，都是因為腦所下達的「調整感情的指令」沒有正常運作所引起的狀態。

只要腦能正常運作適當地調整感情的話，應該就不會一直受討厭的情緒所折磨了。這樣一來，就能平靜地、快快樂樂地過日子了。

因此，我們想知道的事只有一個。

「要怎麼做，腦才會正常運作呢？」

為了回復心情的平穩，希望腦能好好地運作。為了避免被感情耍得團團轉，希望腦能好好地控制。為此，要怎麼做才好呢？

我為大家帶來了一個方法。那就是「穴道腦療法」。

憤怒是用藥治不好的

我所提倡的「穴道腦療法」，是著眼於「只要腦正常運作的話，負面的感情就會自然消失」專為調整心靈的療法。

藉由按壓穴道，給沒有正常運作的腦刺激，就能讓腦下達「調整感情的指令」。不只是單純的按壓穴道而已，藉由按壓的同時搭配唸的「小咒語」，更容易將指令傳達到腦部（在本書中，將此命名為**「情緒小咒語」**）。有關這個「情緒小咒語」，稍後將會詳細說明。

我修完藥學之後，就一直在製藥公司從事開發的工作。一直以來，藥物有著幫助過很多人的歷史。以前，曾是不治之症的「結核病」，因抗生素的登場，在現在，已不再是死亡率很高的疾病了。於二〇一五年得到諾貝爾獎的北里大學特別榮譽教授大村智先生，開發出對寄生蟲感染症有效的疫苗，在南美或非洲無償提供給十億人使用，救了很多人的性命。

過去我以藥學為目標，也是因為同樣地想要多少減輕受疾病折磨的人。但是，用現代的藥，不管怎樣還是會有無法醫治的病。那就是「感情」。生氣，或是焦慮煩躁，或是悲傷，或是沮喪失落……。

沒有那種「對感情有效的藥」。

於是我漸漸變得很想知道，能夠讓那些情緒平靜的方法。

幫助釋放情緒的特效藥

我以前幾乎不曾去給人「按摩」過，某天，因為總覺得身體不舒服，心情也不好，想去給人按摩，所以就去了附近的按摩沙龍。那裡的按摩師，很仔細地幫我按壓身體的「穴道」。結果，結束後——

身體變得很輕盈，神清氣爽，變得很輕鬆。不快的情緒瞬間消失，輕飄飄的，感覺很不可思議。

「穴道按壓，不只對身體，就連對心理都有效嗎！」我覺得好感動。如果是這個的話，用藥無法解決的事，或許就能辦得到。

這是我對「穴道」產生興趣的契機。

自此之後，我便開始熱衷於穴道的研究。深入研究之後，**發現了穴道有著藥物所沒有的強大的力量。那就是「調整感情」的作用。**

一按壓穴道，那個刺激，就會從手或腳、臉、頭等的小神經開始出發，傳達到位於脊椎的大神經，迅速傳達到腦部。

穴道刺激是「對腦直接作用」的。因為這樣，而分泌出腦內荷爾蒙，讓不快的感情消失，進入到放鬆的狀態。

我覺得，穴道有著很大的可能性，能做到西洋醫學無法辦到的「調整自律神經」，進而還能改善「心理疾病」。

因此，我想做不依賴藥物就能平息或是調整負面情緒的工作，下定決心辭去製藥公司的工作，開設以穴道刺激或按摩，搭配芳香療法來達到放鬆效果的預防醫學沙龍。

不是「生病」之後才開始治療，而是在「不適」的階段就讓它消失，希望藉此讓更多人能預防疾病，我有著如此強烈的想法。在沙龍裡，不只是幫助放鬆或消除疲勞，就連醫院都束手無策的嚴重異位性皮膚炎、原因不明的腰痛，還有職業運動選手的身心調理或體能管理，也都能夠對應。

還有很多因為無法好好控制情緒而痛苦，或是訴說自己有類似憂鬱症狀的人。穴道按壓，對調整這些人的情緒，發揮了很大的效果。

開設沙龍二十年，在不斷累積施術和驗證的過程中，有件事是我深信不疑的。那就是，針對調整身體不適按壓穴道後，多數的人連心都會安定下來。這正是，穴道是「對心有效的特效藥」！

穴道在世界衛生組織也被認可

人無法直接接觸到腦部。但透過按壓穴道，就能將這個信號透過神經傳送到腦。藉由這個刺激，腦為了讓身體恢復正常而發出消除不適的指令，讓疼痛減輕或是消除疲勞。雖然穴道容易被視為是東方的神祕，但其實現在，**已被WHO（世界衛生組織）認可，其效果獲得實證的穴道總數，在全身高達三百六十一個。**

穴道刺激，不只在東方，是連世界都認可的療法。

穴道刺激的厲害之處，不只是能治療身體的問題，對「心的不適」或「感情的混亂」也會發揮效果。

我所注目的焦點是集中在「手」的穴道。在身體之中，沒有任何部位能像手這般做出細微的動作。抓、扭、寫、翻或轉。能回應腦所下達這些細微動作要求的，只有手而已。它就是如此和腦有密切關聯的部位。

刺激手的穴道，就能促使腦「發出調整感情的指令」。只要按壓手的穴道，負面情緒就能平復，心就會逐漸安定。這就是「穴道腦療法」。

藉由**「手的穴道按壓＋言語暗示」**，就能打造出不會再因一點小事情就焦慮煩躁或想不開，**「不會被感情耍得團團轉的腦」**。

「穴道腦療法」的效果

「穴道腦療法」在以下不快的感情湧現的時候，十分有效。

- **勃然大怒很想破口大罵的時候**
- **緊張而無法發揮實力的時候**
- **因芝麻小事而焦慮煩躁的時候**

・嫉妒之心無法抑制的時候
・悲傷一直持續的時候
・倦怠感一直無法消除的時候

另外，對於希望等一下可以「保持心情平靜」的以下場合也有效果。

・要警告老公的時候
・一定要教導孩子道理的時候
・非罵部下不可的時候

為了避免因為勃然大怒而說出過分的話，或是因為極度緊張而腦筋一片空白，在開始行動之前先做「穴道腦療法」的話，就很有效果。

做了「穴道腦療法」後，腦就會正常運作，發出控制感情的指令，帶來安定的心理狀態。可以擁有不會因小事情就焦慮、煩躁，或是愁眉不展，「不會被感情耍得團團轉的腦」。記憶力或集中力逐漸衰退的人，若每天進行「穴道腦療法」，也可以感覺到活力充沛，提高幹勁。

活力充沛的每一天，將會比以往更開心。這樣的良好影響，不僅限於自己。人都有把負面情緒，特別是怒氣，發洩在比自己弱小的人身上的傾向。社長發洩在部長身上，部長發洩在課長身上，課長發洩在新進員工身上，太太發洩在孩子或寵物身上……。能把這個「負面的連鎖」，在自己這裡就到此為止，也是這個療法的魅力。

穴道如果沒有按壓在正確的位置上，就無法得到預期的效果。為了讓大家正確地知道位置，本書特別以穿透皮膚，能看出穴道和骨頭的位置圖示。不管是誰，都能正確地知道穴道的位置，輕易就能按到。

企盼藉由本書中所介紹的「穴道按壓＋情緒小咒語」，能抑制你不快的感情，開心地度過幸福的每一天。

第1章

會使負面情緒消失的「穴道腦療法」

穴道是調整感情的開關

請把穴道想像為「腦用來調整感情的開關」。

①**按壓穴道的開關**
←
②**透過神經把刺激傳達到腦部**
←
③**分泌出調整感情的荷爾蒙**
←
④**感情調整好**

這就是「穴道腦療法」的架構。穴道刺激，就像是一般市民為了直接向國王請願用的「告御狀」一般的東西。

我們無法直接接觸到腦部。如果能像在受傷的患部上藥，那樣直接處理就好了，但是對腦部卻無法這樣做。因此，要按壓手穴道的這個開關。藉此，能直接向腦，如此的請願：

「請幫我平息這股怒氣」

「請幫我停止這個悲傷」

只要將這個訊息傳達到大腦，腦就會做正確的判斷，分泌出適當的荷爾蒙。如此一來，之前一直無法忍受的不愉快的感情，就會消失無蹤。

本書選出向腦請願最有效果的二十九個穴道。你是否有什麼覺得「難受」的事呢？配合狀況，就能依循選出最有效果的穴道進行按壓。

疏通「十字路口」的塞車吧！

穴道是神經的「交叉點」。

全身的末稍神經就像蜘蛛網一樣地張開，其中相互重疊的部分就是穴道的所在。所以是神經的交叉點。

腦會向遍布在身體各個角落的末稍神經收集情報，藉此來確認身體是否有異常的變化。痛、癢、難受、熱、冷……

像這樣，收集而來的情報，會經過好幾個神經重疊的交叉點，再轉換到大的、粗的神經——中樞神經，一口氣傳達到腦部。

從窄的道路連結到寬的道路，經過十字路口（交叉點），然後抵達目的地。從各地收集的情報是否能在這個交叉點順利的前進，是否能迅速將情報傳達到腦部，就是關鍵。

但是為什麼無法順利傳遞呢？就像大都市的道路的十字路口很會塞車

一樣的，其實，很多神經集中的交叉點也會阻塞。

越是神經多而聚集的地方，應該要送到腦部的情報就越混雜，無法順利送達。因為從腦部發出的修復指令送不出去，所以身心的各種不適就一直治不好。可以順利疏通這種阻塞的，就是穴道刺激。

只要刺激穴道，阻塞的交叉點就會變得順暢，就能迅速把情報傳送到腦部。這是因為穴道按壓扮演著「減緩十字路口的塞車」的角色。

後續將介紹的萬能穴道「合谷」，就是特別多的神經聚集的地方。

正因為是位於交通量大的十字路口的穴道，所以就變成了對各式各樣的症狀有效的萬能穴道。

在說明「穴道腦療法」前，想讓大家先了解，關於人的感情是如何引起的？為了「不讓」這個感情「暴走」，大腦需要發出什麼樣的指令呢？

首先，要傳授大家這個架構。

【 在神經引起情報的塞車 】

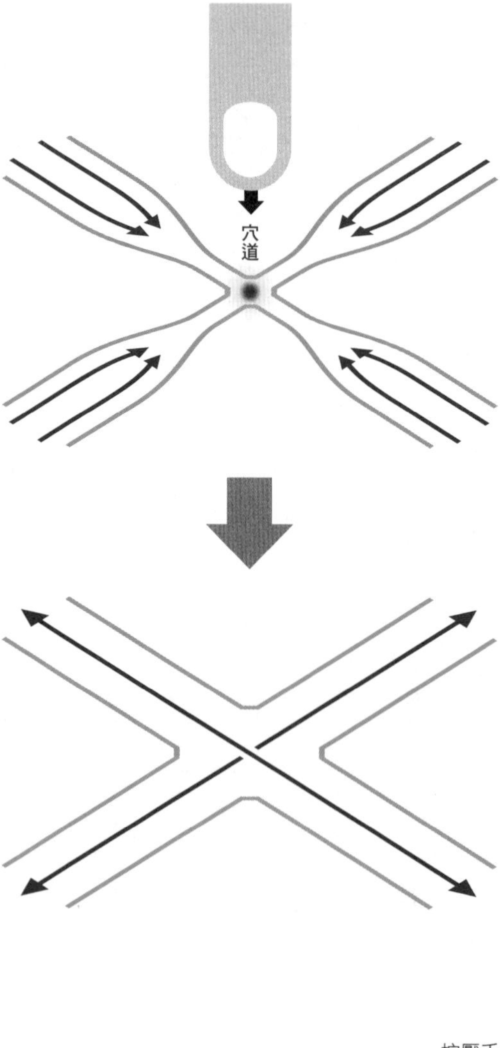

讓大家困擾的猜忌

有的女生只要老公或男朋友超過幾個小時沒有聯絡，就會有：

「現在在哪裡和誰偷偷見面嗎？為什麼沒有連絡？」

「搞不好正在偷吃！太可惡了！」

諸如此類的想法，越想越睡不著，這種愛吃醋或疑心的女性，並不少見。男性也會有這種情形，如果太太或女朋友晚一點回家的話，也會感到生氣和不安，坐也不是站也不是。

「幾點要回來啦！」

「為什麼在外面待到這麼晚？」

像這樣，打好幾通電話的，也大有人在。多疑的人與被懷疑的人，雙方都十分痛苦，因為這樣的原因而分手的夫婦或情侶也很多吧。

那麼，這個猜忌心，到底從何而來的呢？這種情感和名為「催產素」的荷爾蒙有關係。催產素也被稱為「愛情荷爾蒙」，一般認為是製造母乳，或是對孩子產生母愛等，對身心都很好的荷爾蒙。

但是近年來發現，這個催產素分泌過剩的話，會變化成強烈的猜忌心。愛情和猜忌，可以說是只有一線之隔。當催產素分泌過剩，猜忌心變強的時候，腦為了要平息這個感情，會分泌別的荷爾蒙。

那就是「血清素」，血清素是「讓感情踩煞車的荷爾蒙」。在調整感情的方面來看，是非常、非常重要的荷爾蒙。

不只是猜忌，憤怒或悲傷、食慾、氣力等都是由血清素控制的。換句話說，就是擔任讓心冷靜、保持平靜的重要角色的荷爾蒙。

只要腦部正常運作的話，猜忌心就會隨著血清素分泌而逐漸平靜下來。但是，腦沒有正常地運作，血清素沒有被分泌的話，猜忌心不管過了多久都無法抑制，怒氣或不安就會越滾越大，也可能開始暴走。如此一來，心裡就痛苦的不得了。

東方人不擅長控制感情？

抑制人的憤怒或悲傷、嫉妒等的感情暴走的情況，擔任調整心理平衡的「感情控制」作用的是血清素。

最近，在許多媒體，常常可以看到介紹有關血清素的作用的特集。

血清素如果沒有正常地被分泌出來的話，我們會無法抑制怒氣，無法停止悲傷，或是氣力不足等，嚴重的話會得到心理疾病。

原先開憂鬱症患者的處方，很多都是避免血清素減少的藥。這是因為，血清素的量變少的話，就無法讓心理維持在安定的狀態。本來東方人就是血清素比歐美人少的民族。因為荷爾蒙的量是和身體大小成正比的，所以身體較小的東方人，荷爾蒙的量也比較少。

順便一提，孩童容易受感情驅使，哭鬧或生氣，無法待在同一個地方，到處跑來跑去，一般也被認為是由於腦的額葉尚未發達完全的緣故。

額葉位於腦的前側，擔任邏輯性思考事物、建立順序來思考的功能。這個額葉，會因血清素而活化。身體較小的孩童，因為血清素分泌不足，所以無法邏輯性思考，會感情失控。最後，隨著身體的成長，製造出較多的血清素，額葉也發達了，終於逐漸能邏輯性思考事物了。

血清素是對腦和心理發達不可或缺的荷爾蒙。

只要正常分泌，就不會發生因勃然大怒而失控做出無法挽回的事，或沒有氣力而無法從棉被裡爬起來的情形。

現代人血清素容易減少

儘管血清素如此的重要，但現代人卻過著不易製造血清素的生活。血清素是藉由照白天的陽光、晚上在黑暗的場所讓身體休息的規律生活而生成的。因此，血清素會在熟睡一覺後的早晨到白天被分泌出來。

為了讓血清素正常地運作，規律的生活是必要的。但是，長時間看著電腦或智慧型手機的螢幕，在神經興奮的狀態下迎接夜晚的現代人，睡眠也很淺，成為難以製造出血清素的生活。

不只是這樣，偏食的飲食生活或運動不足，也妨害著血清素的生成。工作或人際關係的壓力，也是血清素的大敵。

容易生氣發火的人或是得到憂鬱症的人增加，也是因為現代人的生活是不適合血清素生成環境的關係。

前面曾經提到，東方人血清素的量和歐美人相對較少，但是不僅如此，就連在性格層面上，東方人也是不利於血清素分泌的民族。

就像日本人不擅長自我主張，有認為配合大家的步調就好的文化。雖然看似認真又勤勉，但是從另一方面來看，在容易壓抑扼殺自我意見的環境下生長的日本人，有著容易把怒氣或不合理藏在自己心裡的傾向。

想要回嘴辯白的時候，越是把話往肚子裡吞，壓力就越容易累積，這時候擔任感情控制角色的血清素就會被消耗掉。這也是越認真、責任感強的人，越容易得到憂鬱症的原因。

因為壓力多的生活而持續使用血清素，一旦緊急的時候，因為血清素寥寥無幾的狀態，而變得無法壓抑感情。

「穴道腦療法」是對**「該分泌的荷爾蒙沒有正常被分泌」**的場合十分有效的方法。藉由按下穴道的開關，向腦訴說「心情的不適」，以血清素為代表，可調整心理的荷爾蒙就會被分泌出來。

「痛痛快飛走～」是正確的！

「穴道腦療法」的另一個重點，就是一邊唸著情緒小咒語，一邊按壓穴道。小時候，跌倒或是撞到什麼而大哭，媽媽都會一邊摸著疼痛的部位，一邊說「痛痛快飛走～」，不知為什麼，就會感到不再那麼痛，因而停止哭泣了，這樣的經驗，我想大家都有吧。

如果這個時候，媽媽沒有出聲，只是默默地撫摸著疼痛的地方，疼痛是否一樣會減輕呢？是的，單純的撫摸也會有效果，但如果一邊撫摸，一邊出聲安慰，不只是疼痛，就連痛苦或悲傷，都更能有變小的效果。

這種情形，被稱為「**Gate Control**」（閘門控制）。藉由讓注意力轉移，疼痛就會減少。另外，運動比賽中，也常見教練指示選手「喊出聲來！」。其實，也是為了提高幹勁或意志力，達到自我鼓勵的效果。

穴道腦療法的兩個特點

1.「穴道按壓」和「情緒小咒語」成套使用

首先，是藉由「穴道按壓」和「情緒小咒語」成套的使用，對去除不快的感情發揮更大的效果。前面曾提到的「痛痛快飛走～」，雖然是對應物理性的疼痛的智慧，但是這個想法，也能應用在「穴道腦療法」。

感覺到疼痛或心理的混亂後，腦部要分泌出血清素，要花「五秒左右」。因此，在「穴道腦療法」中，一個穴道要按壓五秒以上。

只要慢慢地、不斷重複唸「情緒小咒語」，自然就能按壓到五秒左右，所以沒有一邊按壓一邊讀秒的必要。

用「穴道腦療法」時，唸「情緒小咒語」，不但有計算五秒的效果，還可以利用先前所說的「閘門控制」來轉移心理對疼痛注意力的效果。再加上，在按壓穴道時，經常唸著固定的話，容易讓這一連串的動作記憶在

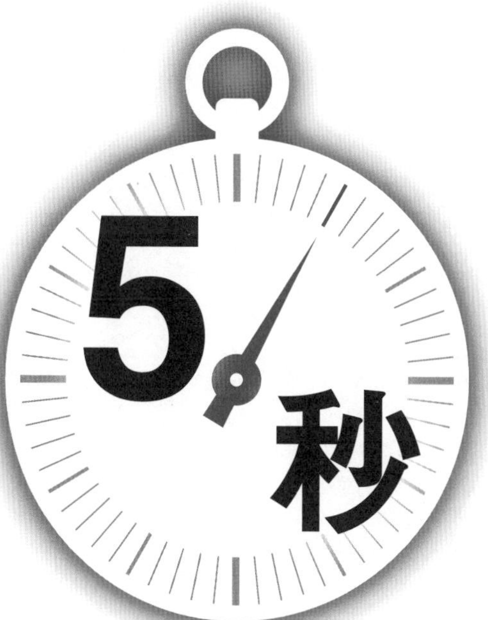
5
秒

腦中。這樣一來，腦對於「如果是這個穴道和這句話的組合，就可以分泌讓心安定的荷爾蒙吧」的這個狀況，容易記住該如何對應。

2. 穴道只限定按「手」的

「穴道腦療法」的另一個厲害之處，就是穴道只限定按「手」的。

如果按手的穴道，隨時隨地都很容易按壓。不管是在開會，還是在搭乘大眾運輸，或是正在吃飯、洗澡的時候，不管在哪裡，自己就能按壓。

也有在怒氣一上來，很想在對方不知情的狀況下平息怒氣的時候吧。如果是手穴道，就能在對方沒有發覺的情況下，按壓穴道，釋放情緒。

另外，有一個為什麼一定要按手的穴道的決定性理由。那就是手在腦部廣泛領域運作。有一幅由腦神精外科醫生懷爾德・彭菲爾德（Wilder Graves Penfield）所畫的被稱為「Homunculus（體感小人圖）」的知名圖畫。這是顯示腦的「運動區」和「感覺區」究竟和身體的哪部位有密切關聯的圖，顯示手占了腦的領域的很多部分。

在醫生之間，會稱手指為「第二個腦」。鋼琴家或雕刻師等，以手做精細作業的人，據說比較不容易痴呆，由此可見，讓手動一動，和讓腦子保持年輕，有直接的關連。因此目前痴呆症或腦栓塞等，讓腦部受損需要復健的患者，將動手指視為非常重要的事。

腦的恢復狀況，由手的動作狀態就能大致了解。之前沒辦法扣好衣服的扣子，變得可以扣起來了，或是能用筷子夾起豆子的話，就是腦正在恢復中的證據。就像這樣，手和腦有著密不可分的關係。

如果刺激手穴道，就能讓腦有正常的機能，能高明地控制感情。不只是抑制不快的感情而已，也能讓腦重返年輕，可以說是最強的健康法。

手和腦

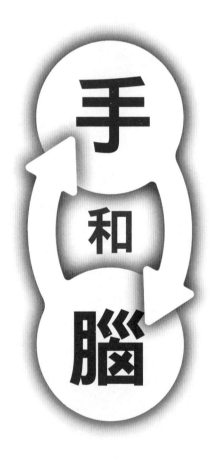

穴道腦療法的兩大效果

「不快的感情」，大致分成兩種類型。一種是，憤怒、嫉妒、悲傷、慌張焦慮或害羞等激烈的感情。對這些強烈的感情，要刺激可以「平息」這些感情的穴道。促使以血清素為首，可以讓感情趨於平穩的荷爾蒙分泌。

另一個是，幹勁或集中力低下、不安或倦怠感等，意志消沉狀態的感情。對這些失落消沉的感情，要刺激可以「提振」這些感情的穴道。藉此，促使以腎上腺素為首，能讓幹勁提高的荷爾蒙分泌。

這兩種不快的感情，都能藉著「穴道腦療法」獲得舒緩，接下來請試著按照當下的情緒與手穴道，開啟充滿活力又開心的每一天。

第 2 章

如何實踐穴道腦療法？

讓精神安定的例行公事

穴道腦療法能養成**「例行公事」**的習慣。所謂例行公事，是指事先定好的一連串動作，做了這些動作後，就會「安心」、「能集中」的行動。

例如，美國職棒大聯盟的鈴木一朗選手，在進入打擊區時，一定會先轉一轉球棒，把球棒往前放之後，再用左手拉一拉右手的袖子。如果提到鈴木一朗，就會想起這個動作，這也是大家所熟悉一朗的例行公事。

在世界盃活躍表現的橄欖球五郎丸步選手，也是在定點罰踢之前，會先將兩手手指併攏，擺出像是拜拜的姿勢。據說藉由這一連串的例行公事，讓踢球的成功率提高到百分之八十五。

運動選手從練習開始，藉由每次反覆相同的動作（例行公事），讓腦把該動作記起來。然後，在上場前充滿壓力的時候，只要做這個例行公事，腦就會有：「和平常一樣。所以沒問題！」

如此的判斷，就不會緊張，能發揮平常的實力。就這樣，一如往常，能以平常心發揮實力的狀況，就會讓腦更加深記憶。結果，「例行公事↓平常心↓好的結果」這一連串記憶在腦內累積，就會有「進行例行公事的話，就會出現好結果」這種堅定不移的自信。

這個例行公事，當然不只是在運動的時候有效。請試著將這個習慣，帶入日常生活或工作中。因為我一直以來都在指導運動員全方位的照護，所以我了解，對於心理照護而言，例行公事是非常重要的技巧。

因此，不只是運動選手，不管是誰，希望大家都能把「穴道腦療法」當成是為了保持平常心而做的例行公事。

按壓可以消除不快的感情的穴道，再唸著情緒小咒語，如此反覆進行的話，腦就會把這一連串的例行公事記下來。

按壓手穴道的時候，血清素等的腦內荷爾蒙會被分泌出來，不快的感情會轉淡，成為安定的精神狀態。然後，這個**「會成為安定的精神狀態」**

一事，也會被記憶在腦子裡。

就像運動選手只要進行例行公事就會有好的結果、產生自信一樣，持續「穴道腦療法」的話，不快的情緒就會消失，精神會逐漸安定。

只要按壓就能讓精神狀態安定的例行公事，這就是「穴道腦療法」。

穴道腦療法的七個重點

1. 一邊發出聲唸「情緒小咒語」五秒，一邊按壓

「穴道腦療法」是利用「穴道按壓＋情緒小咒語」的組合，從腦中消除不快的感情的方法。不只是按壓穴道，還要再加上「情緒小咒語」，就容易讓這個例行公事牢牢地記在腦海裡，這就是獨到之處。

另外，唸出「情緒小咒語」也有爭取時間的涵義。**能幫助抑制強烈的**

怒氣的荷爾蒙「血清素」，會在從感到怒意的時間點開始，晚五秒左右才被分泌出來。因此，一邊唸「情緒小咒語」，一邊按壓穴道五秒以上，效果會比較好。當然，也有不方便發出聲音的場合。這個時候，沒有發出聲音也沒關係，請試著只動口不出聲地唸「情緒小咒語」。若是連這樣都很困難的時候，請在心裡默唸。

2.有「痠痛」的地方就是正確的位置

即使特意做了「穴道腦療法」，但如果穴道的位置按錯了，就無法得到預期的效果。在本書中，為了能確實按到正確的位置，採用透明可看到骨骼的「骨骼圖解」。請好好對照圖片，正確地按壓。

儘管如此，還是有「這個位置對嗎？」的疑慮，而不知道該如何下手，請記得：**「沿著骨頭，按到有痠痛感的位置就是穴道。」**

穴道是位於神經集中的地方。所以，壓對地方的時候，應該會有「痠痛」的刺激。對人類而言很重要的神經，大多由骨頭保護著。所以，穴道大多都是位於骨頭的側邊，而不是身體表面，是在骨頭的內側深處。

找穴道時，可沿著做為穴道基準的那個骨頭找，找到做記號的位置上的凹處或根部等，請試著再從那裡用手指往內側，像用鑽的感覺找找看。穴道要用往骨頭的內側按壓。不是皮膚，請用指頭尖端按壓那個骨頭。

3. 用拇指以「痛的感覺很舒服」的力道來按壓

按壓穴道的指頭，基本上是「拇指」，但拇指的指尖如果不容易按壓進去時，使用其他手指也沒問題。雙手的穴道都按壓比較有效果，但如果時間不夠，即使只按壓一隻手也沒關係。

按壓穴道的時候，手指放在一個穴道上，一邊唸著情緒小咒語，一邊按壓「五秒」。按壓的力道，以「痛的感覺很舒服」為基準。

越痛越有效，這完全是誤解。很用力按到感覺會痛的話，肌肉會緊張

【 骨骼圖解 】

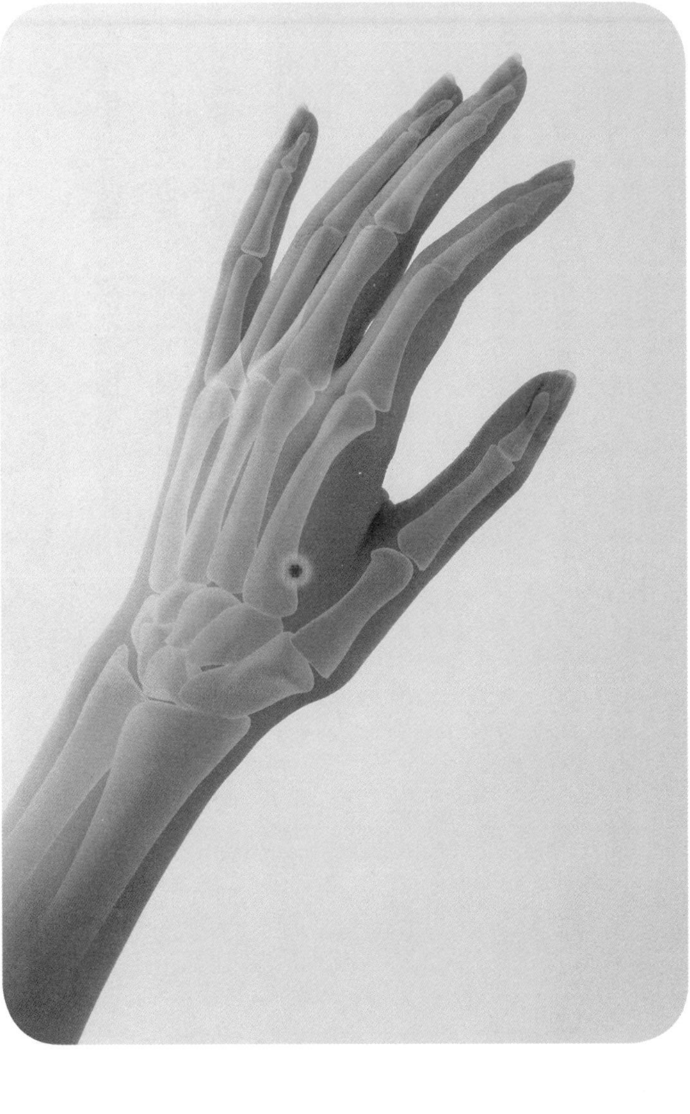

變僵硬，手指很難按進穴道裡。請放輕鬆來進行。

4. 把手溫熱後，效果更提高

在做穴道按壓之前，把手溫熱後，效果更提高。

雙手互相搓揉，讓手溫熱。穴道在手掌這一側的場合，就把雙手手掌互相搓揉，溫熱。在手背那一側的場合，請用另一隻手的手掌來摩擦。

還要推薦的就是「手浴」。用稍微熱一點的熱水，浸泡到手腕處，泡五分鐘左右，就很容易消除腦的疲勞，「穴道腦療法」的效果會更好。

5. 覺得情緒化的時候按壓

一說到「讓荷爾蒙分泌，讓腦正常運作」，就有人會擔心「那麼，過度按壓穴道的話，荷爾蒙會不會分泌過多呢？」其實不會有問題的。

穴道是讓身體的狀況接近「正常」運作的。藥吃多了會有危險，但是穴道是沒有「按壓過度」的問題的。不管按幾次，也不會有超過正常值，大量分泌荷爾蒙的事。穴道沒有副作用。這就是藥和穴道的不同之處。

話雖如此，但穴道也不是按越多次效果越好的。每一個地方，一天按壓三次左右就很足夠了。短時間之內按三次也可以，分成早、中、晚的間隔來按也沒關係。特別是在突然很焦慮煩躁時，或是有深深的失落感等，不知不覺就變得很情緒化的時候，請按壓穴道。

6. 手指會痛的人也可以利用道具

手指沒力的人，或是一按穴道，手指就痛的人，使用道具也沒關係。

我最推薦的，是以摩擦就會消失而讓大家熟知的「魔擦筆」的原子筆。這種原子筆的橡皮擦的部分，最適合需要用尖端來按壓的穴道使用。

由於筆頭的材質是矽膠的，所以即使壓在皮膚上也不會痛，也能輕易地鑽入骨頭的側邊。因為用這個，手指也比較不會累。

7. 讓腦記住「按壓這個穴道就有好事發生」

在本章一開始，就已經告訴大家，關於把「穴道腦療法」例行公事化的重要性了，不過，相反的，「在有好事發生時按壓穴道」也是有效果的。

一般的「穴道腦療法」是以「生氣↓穴道按壓＋情緒小咒語↓精神安定」的順序，讓腦記下來，但是，和這樣的順序相反，換成「有好事發生↓穴道按壓＋情緒小咒語」的順序，預先讓腦記住這個效果。

不是「很開心，所以要笑」，而是「藉由笑，讓腦感到快樂」，和這種方式相同。先養成每當有好事發生時就按壓穴道、施以情緒小咒語暗示的習慣，腦就會自動辨識為**「只要按壓那個穴道，就會有好事發生」**，所以在緊急需要調整情緒的場面時，「穴道腦療法」就會發揮更大的效果。

第3章

「平息」憤怒或悲傷的穴道

利用「平息」感情的穴道，度過平穩的每一天

那麼，要開始介紹調整感情的穴道了。

首先是，「平息」感情的穴道。

生氣、焦慮煩躁、嫉妒、非常緊張等，會覺得：「如果沒有這樣的情緒，就能讓每天過得更舒服了，卻……」有上述這樣情形時，**這個類型的穴道，就能幫助我們「抑制」、「鎮定」這些不快的感情**。

當我們的心被激烈的感情要得團團轉的時候，神經會變得過敏，腦所發出的指令就無法好好運作。藉由按壓這裡介紹的手的穴道，能發出讓腦正常運作的指令，心也會逐漸回復安定。

想要更提高效果，只要先把手弄熱了再按壓穴道就可以了。手的穴道，是不管一邊看電視、一邊泡澡、坐車上班途中或開會都能簡單按壓。

另外，當不快的感情逐漸襲來時，「馬上就能按」也是優點之一。外出感覺焦慮煩躁的時候，要馬上自己按壓腳、背部或腰的穴道是很困難的，但是如果是手的穴道，就能立刻按壓。

「情緒小咒語」在能發出聲音的場合，就請唸出來，若是在他人面前，或是不方便發出聲的時候，則請在心中默唸。藉由加入語言的運用，「穴道腦療法」的效果就會更好。

不只是自身，為脾氣暴躁的丈夫或太太、小孩按壓穴道等等，家人之間互相按壓，也很推薦。不管是讓誰來幫忙按，人的心都會變得非常平靜。在家庭生活中，也請實踐「穴道腦療法」。大家一定能以平穩安定的心情來度過每一天。那麼，現在就要開始了。

首先是從對「瞬間爆發的怒氣」有效的穴道開始。

合谷

抑制激烈怒氣的穴道

怒氣瞬間爆發

手背朝上，從拇指和食指的骨頭連接而兩指分開的部位開始，位於靠近食指側的穴道。請從骨頭的內側開始往上推般地按壓吧。按壓的時候，感覺有痠痛的刺激的話，這個位置就是正確的。

情緒小咒語　「怒氣呀，停下來！」

合谷

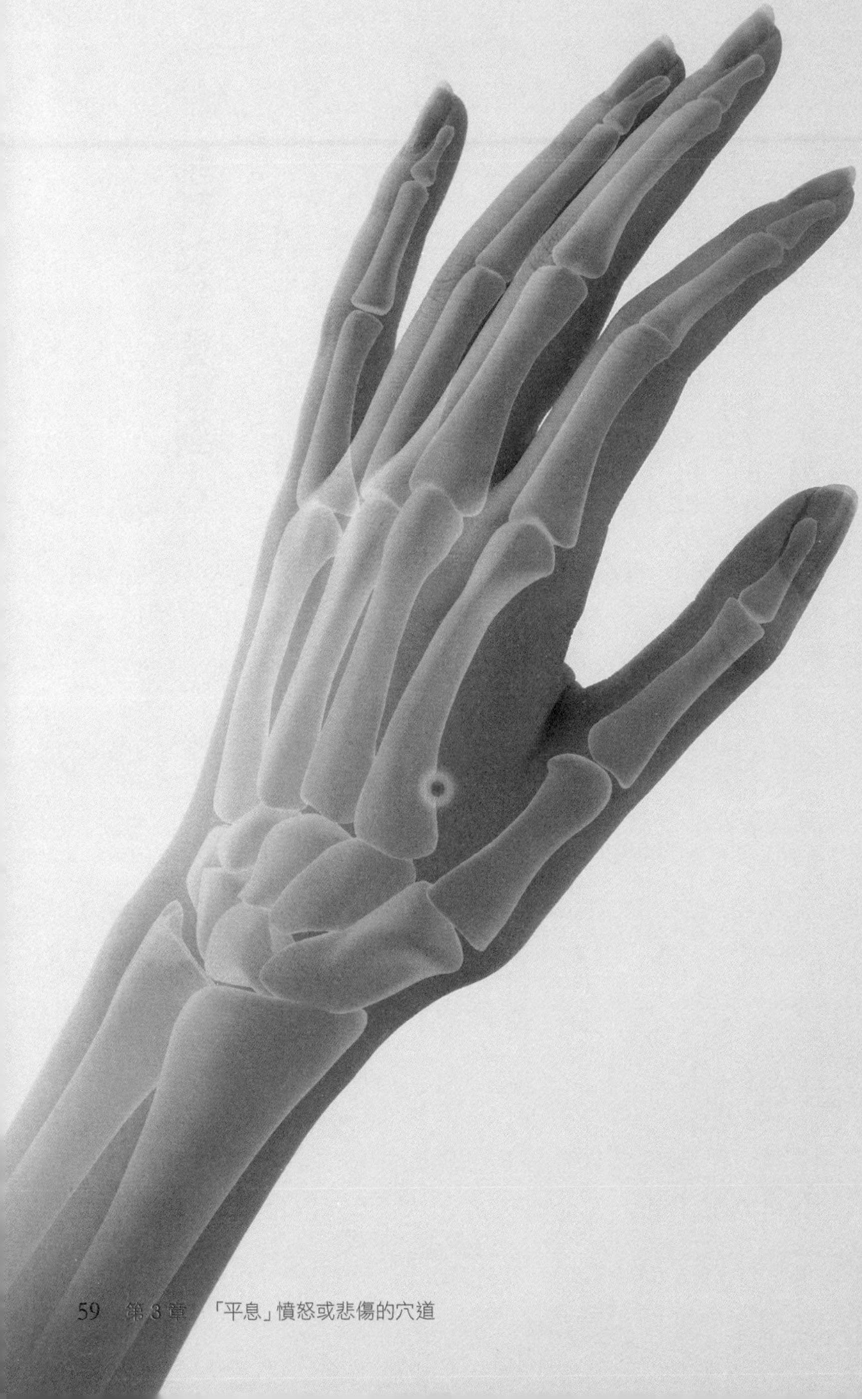

那種怒氣會傷到人

「對部下或老婆（老公）氣到好像快要爆炸了。」
「被上司氣到好像快發火了。」
「對小孩很生氣，破口大罵了。」

有的時候，會有瞬間的怒火，感覺一觸即發。以前，這種人被稱為「瞬熱式熱水器」，但其實發怒的人本身，也相當痛苦。更不好受的是傷害了原本不想傷害的對方的心或身體。

看到在街頭破口大罵年幼的孩子的母親，或是在車站月台上，因電車誤點而對車站人員發怒的中年人，就覺得好心痛。

不管是罵人的人，或是挨罵的人，應該都非常痛苦。

無論如何，都該好好地把怒火封存起來。

比嗎啡更有力量

對激烈的怒氣有效的穴道是「合谷」。合谷原本就是對頭痛、牙痛、胃痛、肩頸痠痛、喉嚨痛等緊急的疼痛有效的萬能穴道。再加上對壓力或內臟的不適也有效，在眾多的萬能穴道之中，是最具代表性的穴道。

按壓合谷，就會分泌「β腦內啡」。β腦內啡具有鎮痛效果，而且強度比眾所周知的嗎啡更強六倍，不只是疼痛，就連激烈的怒氣也能抑止。

說真的，被同事的話激怒而大動肝火，或是因孩子的任性，不知不覺就大聲了起來，這種事，不管是誰都會發生。但是，任由這種情緒發作勃然大怒，可能會給工作帶來阻礙，或是讓人際關係產生無法挽回的裂痕。

突然怒火攻心的時候，首先請大大地吐一口氣，然後用力按壓合谷，在心中默唸「怒氣呀，停下來！」。像這樣想抑制瞬間爆發的怒火時，按壓位於手上的穴道就很方便。**因為能在對方沒有發覺的情況下按壓穴**

道。直到怒氣平息前，不管按壓雙手的穴道幾次都沒關係。

當然，也可以預防性的先按壓。覺得好像快要發火，為了讓自己冷靜下來，請先按壓穴道。這個時候，再加上「情緒小咒語」，會更有效果。

合谷會降血壓

一般認為，在怒氣爆發的時候，血壓會上升，或是血液集中到頭部，能讓這種狀態恢復正常的，就是合谷。

常常有人問道：「如果一直按壓降血壓的穴道，血壓會不會下降過多呢？」其實並不需要擔心這樣的問題。

穴道按壓，和降血壓的藥是不同的，是為了讓腦「正常化」的手段，和血壓的高低沒有關係，只會幫助恢復到正常狀態。

穴道是「沒有副作用的藥」。

雖然合谷是如此萬能的穴道，但是很多人都會按錯合谷的位置。如果按壓的時候，沒有痠痛的刺激（因人而異，或許有人會感覺麻麻刺刺的），就要懷疑位置是否按錯了。

合谷正如字面所示，是位於拇指和食指的「山谷間」。以這個山谷間為起點，從兩隻手指分開處的內側，沿著食指的骨頭旁邊找，就不會出錯。如果有像摸到神經的感覺的話，那就是合谷。

用手指按壓很難按到的時候，可以用魔擦筆頭的矽膠部分，從骨頭的後側往上推一樣地按，就能輕鬆按到。

井穴

具有鎮靜焦慮的作用的穴道

總是焦慮煩躁

把手指指甲的根部，用另一隻手的拇指和食指，像用抓一樣的夾住、搓揉推開。穴道的位置依每根手指不同，有的在內側，也有的在外側。不管是在哪一側，請用兩根手指來按壓指甲的側邊。從拇指開始到小指頭，逐一按過去。另一隻手的手指也以相同的方式來按壓。

情緒小咒語　「別在意，別在意」

井穴

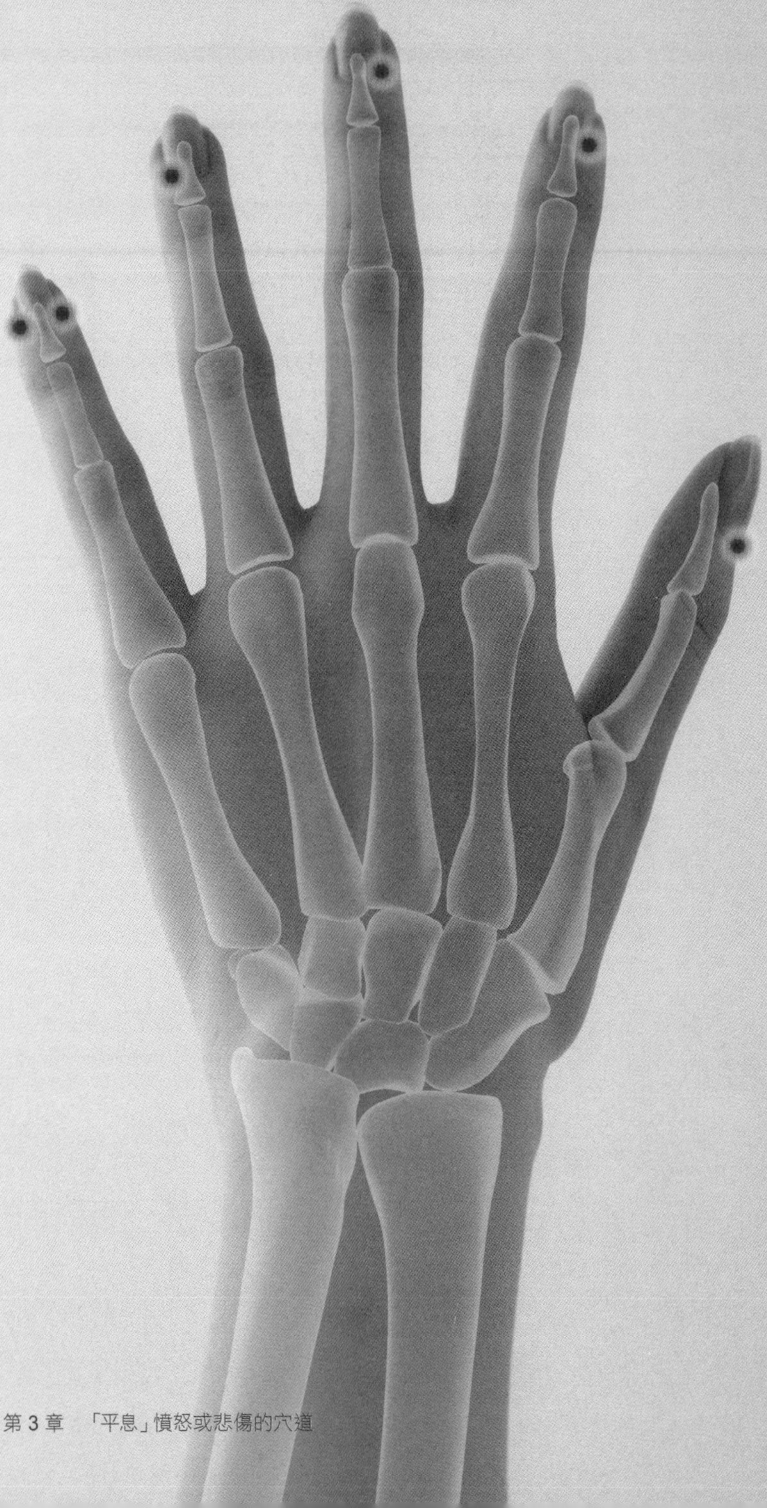

會發生爭吵的理由

井穴，顧名思義就是井的穴，以此為名稱由來的穴道，是被稱為「**氣的出入口**」的重要穴道。做為**調整自律神經的穴道**而眾所周知，我稱這個穴道為「**鎮靜穴道**」。是最適合用來讓心平靜安定的穴道。

現代人生存在壓力很多的環境。只要是上班族，光是早上去公司上班，就會被捲入可怕的交通尖峰時段。

我大學畢業後，任職於製藥公司。為了往來總公司和研究所之間，住在研究所附近的公寓中。去總公司的時間，剛好是交通尖峰時段。

特別是夏天的客滿電車，每一個人都汗流浹背，各種奇怪的味道充斥著。為了避免被誤會是色狼，兩隻手往上舉，搖啊搖的，都要吐了。

再被人從電車裡推擠到月台上，然後從那裡再度頂著酷暑，往公司前進。到達自己的辦公桌時，就好像已經做完很多工作一樣累垮了。

但是，還來不及喘一口氣，上司馬上就問「資料收集好了嗎？」、「報告書寫好了嗎？」不斷地提出問題。

一天工作結束時，回家也是耗費精力，累到快不行。如果是上班族，相信一定有經歷過這種疲憊不堪的日常吧。

如此耗盡精力，下班想喝點酒，或是大聲吶喊來抒發壓力，這種心情，相信上班族之間都能互相理解。

但是在結束一天行程，卻在回家途中因為一點小事和人爭吵，甚至出手的人，恐怕就是無法好好處理情緒的關係。

從一大早開始就焦慮了好幾次，回家途中，擔任感情煞車角色的血清素早已枯竭了，變成無法控制的狀態。

因此，平常原本應該是不會在意的：

「肩膀或包包稍微碰到」

「耳機裡傳出來的音樂很吵」
「聊天講話稍微大聲」

對於諸如此類的事，怒氣的煞車踩不住，變成很容易大動肝火的危險狀態。但如果總是因為無法排解情緒，輕易勃然大怒、惹事生非，那這一輩子就完蛋了。像這樣壓力很大的狀態時，正是「井穴」登場的時刻。

用兩種效果讓焦慮消失

焦慮持續的時候，井穴的穴道是最適合的理由有兩個。

一個是，之前已經說明過的，它是調整自律神經的鎮靜穴道一事。慢慢地按壓井穴，焦慮的情緒就會冷靜下來，能回復到接近平常心的狀態。

另一個理由是，井穴全部都按完，要花很多時間。從拇指到小指，就算每根用兩秒按壓，十根指頭全部按完，最少也要花「二十秒」。而這二十秒，對於要讓焦慮心煩的情緒平靜下來，時間上已相當足夠。

如先前所述，擔任感情煞車的角色的血清素，並不是反射性的分泌，而是感覺到焦慮後，大約晚五秒才會被分泌出來。

因此，感覺到焦慮後，經過五秒的話，因血清素的效用，心會逐漸平靜下來。按壓井穴的時間，當成是等待血清素分泌的時間剛剛好。

「別在意，別在意」一邊這樣唸，一邊一根一根的按壓手指的穴道，回過神來，焦慮感應該已經消失無蹤了。

魚際

消除悔恨、憤怒的穴道

事後會逐漸感到**惱怒**

位於拇指下面凸起來鼓鼓的部分的中央，和手背的骨頭邊界的地方。用另一隻手的拇指按壓骨頭旁邊吧。

情緒小咒語　「討厭的事放水流吧」

魚際

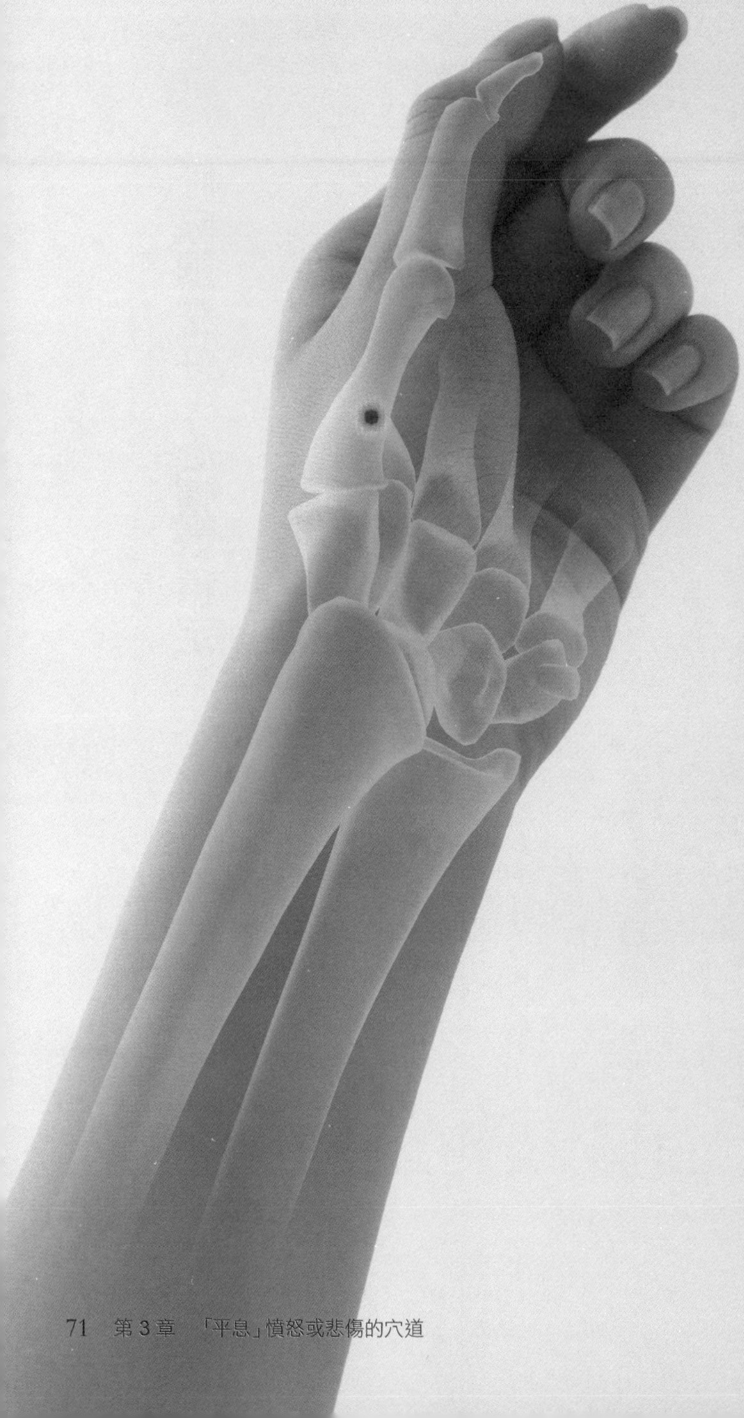

呼吸調整好，心情就穩定

被對方說的時候，當場雖然忍住了，但事後回想起來，漸漸感到生氣。覺得「明明就是對方的錯！」而無處發洩的怒氣，慢慢湧上心頭。

這種事並不少見，當場沒有反駁的悔恨感與怒氣，加在一起，起了加乘作用，就這樣焦慮感持續不斷，而影響了自己的情緒。

最近，不只是現實生活中的人際關係，就連在網路上被攻擊，或是因為在社群網站被人講了不好的評語等等的案例，也十分常見。

網路上的評語，因為少了人與人面對面的親近與真實感，因此許多人會講出許多不負責任又過於惡毒的話。

網友之間恣意地攻擊，甚至是霸凌久久不會消失，所以也有可能不管過了幾天，還是會回想起當時的那種不快的心情。

這種時候，請試著按壓以「調整呼吸」而知名的、被稱為「魚際」的穴道。令人驚訝地，只要按壓後，心會變得輕快起來。

在焦慮煩躁的時候，呼吸變淺是常有的事。只要按壓這個魚際，就能讓心臟的跳動趨於平穩，自然就能深呼吸了。

魚際也是對感冒有效的穴道。這是因為具有促使深呼吸，讓心肺機能安定，進而也有讓免疫力提高的效果。

深呼吸的話，氧氣就能確實地送到腦部，焦慮感也能逐漸消除。深呼吸的祕訣是「吸氣之後，再慢慢花一點時間吐氣。」請一邊按穴道，一邊唸：「討厭的事放水流吧！」注意要試著長長地吐氣。

在我的沙龍裡，做手部按摩，也一定會按摩這個穴道的周邊。因為放鬆效果很高，所以只要這麼做，就能放鬆力氣，慢慢感覺到被治癒了。

在夫婦之間，也可以以魚際的穴道為中心，互相為對方做手部按摩。怒氣會平息，焦慮感也會消除，也具有放鬆的效果，好處很多。

少商

消除在意的穴道

一直持續**陰鬱**的情緒

位於拇指指甲外側的穴道。用另一隻手的拇指和食指夾住，以搓揉推開的方式來按壓吧。

情緒小咒語「已經沒關係了！」

少商

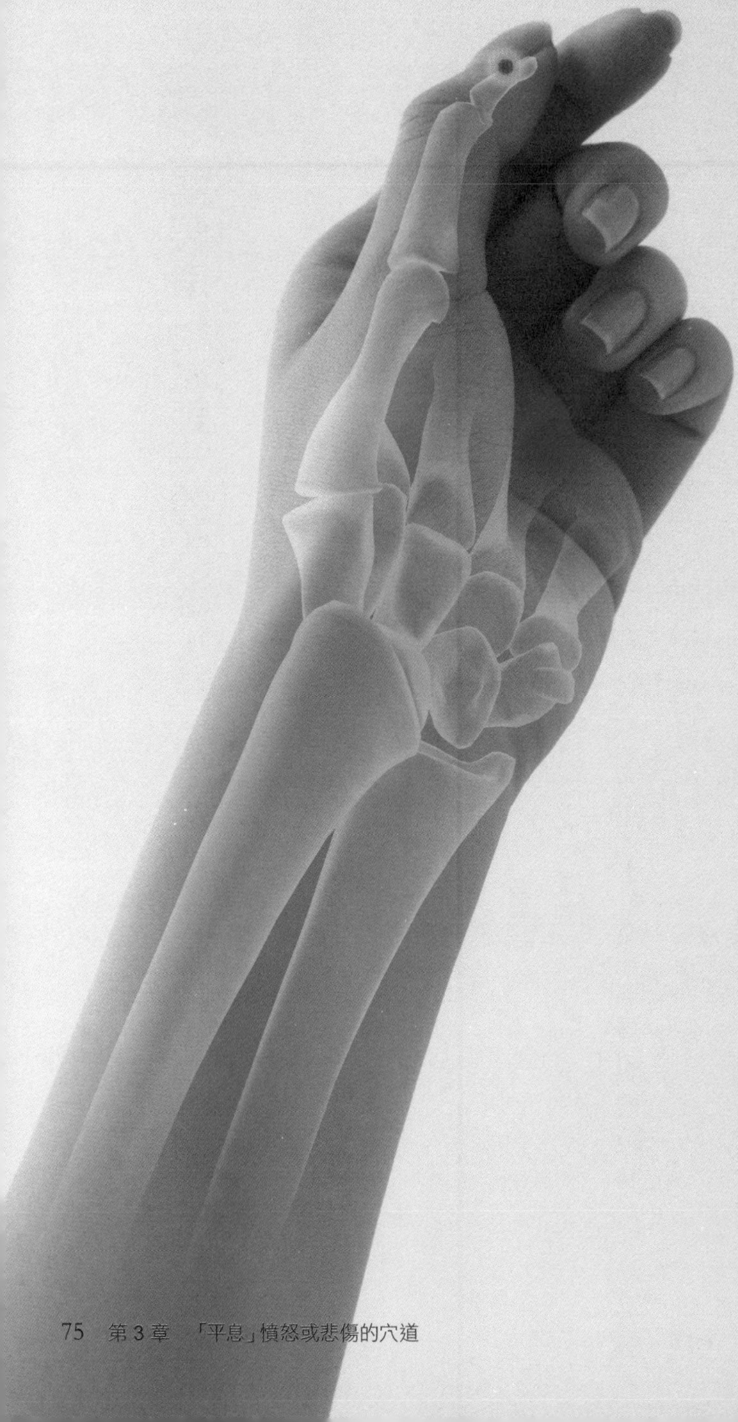

能製造「遲鈍」的穴道！

「只要想到，就會覺得非常難過。」
「持續好幾年一直有著陰鬱的情緒……」
「有無法對人說的心靈創傷……」

有著長年困擾的事，或是從幼年時期就有的心靈創傷的場合，精神科醫生都會異口同聲地說：「正面面對這個煩惱或心靈創傷是很重要的。」當然，並不是要否定這句話，但更重要的是打造**「平常的精神狀態」**。如果平常精神狀態安定的話，煩惱或創傷就不會經常顯露。

重要的是「現在」。如果「現在」很幸福，那麼過去的痛苦回憶應該就不會跑出來。過去的煩惱，會在心靈脆弱的時候浮上表面。即使平常不在意，但在壓力累積的時候，陰鬱的心情就容易延續不止。

不會在意的心。不會過敏反應的遲鈍精神。製造出這樣的心和精神，是不受長年的煩惱左右的祕訣。

少商這個穴道，也**對舒緩過敏或花粉症很有效果**。患者通常都是在季節交替時症狀最為明顯，許多人長年為其所苦，卻不得改善。

這種時候請藉由按壓少商，來保護身心吧。讓心理不會因為瞬間湧現的情緒，擊潰自我而過敏不安。或是身體對外在環境、季節的轉換而過敏不適。這些症狀，都能藉由按壓少商，逐漸減輕。

請用這個穴道來打造「不會在意的心」。

指間欠

讓自律神經安定的穴道

好寂寞好寂寞，不知道該怎麼辦

位於從食指到小指的指頭分開的部分的穴道。手背向上，用另一隻手的拇指和食指夾住，往關節的方向按壓。按壓的順序，並沒有一定，不管從哪一隻手指開始都沒關係。

情緒小咒語「變暖和吧～」

指間穴

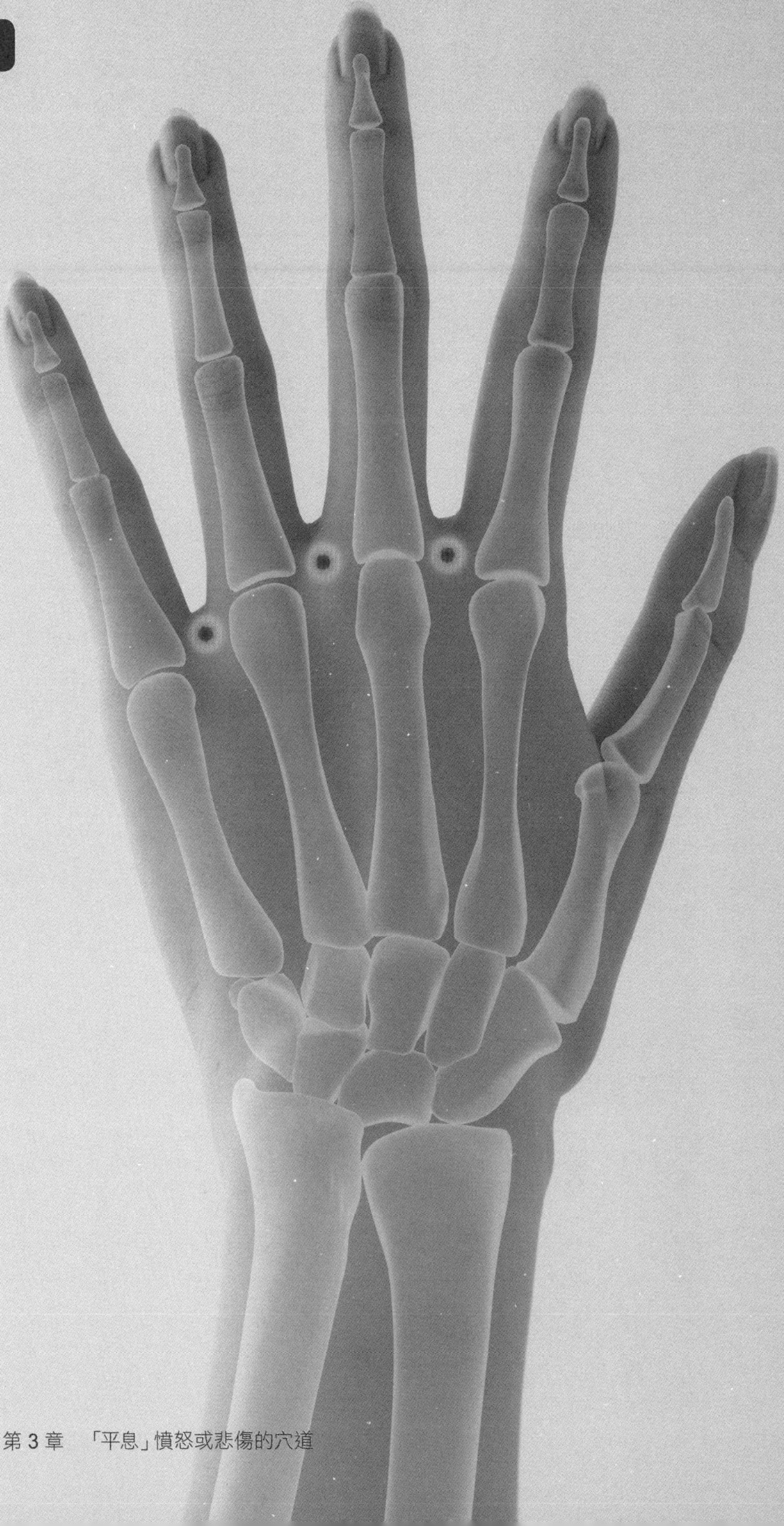

「寂寞」和「寒冷」十分相似！？

「只有自己一個人，好寂寞，不知該如何是好。」
「覺得很無助、孤單，不知道可以有誰幫忙。」
「明明就有家人和朋友，卻覺得自己孤單一人。」

大家有沒有過這種經驗呢？跟朋友或家人在一起聊天吃飯，現場氣氛熱絡，一切都很歡樂，自然不會覺得自己孤單難受。但是只要聚會結束，剩下自己獨處，就會就感覺寂寞到難以忍受。

像這樣，容易感到寂寞、容易覺得孤單的人，請試著一邊按壓「指間欠」，一邊唸：「變暖和吧～」

指間欠會促使擔任感情煞車角色的血清素分泌，具有讓精神瞬間變安定的作用。同時，也是具有讓身體變得暖呼呼的溫熱效果的穴道，特

別推薦給手腳冰冷的人。

寂寞的心情，是由「心和身體的冰冷」而來的。

冬季寒冷的時期，容易會有悶悶不樂的情緒，但當春天變暖和之後，心情就會變好，這種事很常見吧。另外，比起寒冷的國家，待在溫暖的國家，心情也會比較放得開。

這就是，「溫熱身體」對精神上也會帶來很好的影響的證據。

按壓指間欠之後，血液循環會變好，身體就會慢慢熱起來。同時，寂寞的心情應該也會漸漸轉淡。在心感覺冷的時候，請務必試試看。

商陽

抑制恐懼感的穴道

對是不是被討厭而**感到不安**

位於食指指甲的根部靠近拇指那一側的穴道。用另一隻手的拇指和食指抓住，搓揉推開。

情緒小咒語「恐懼感，消失吧」

商陽

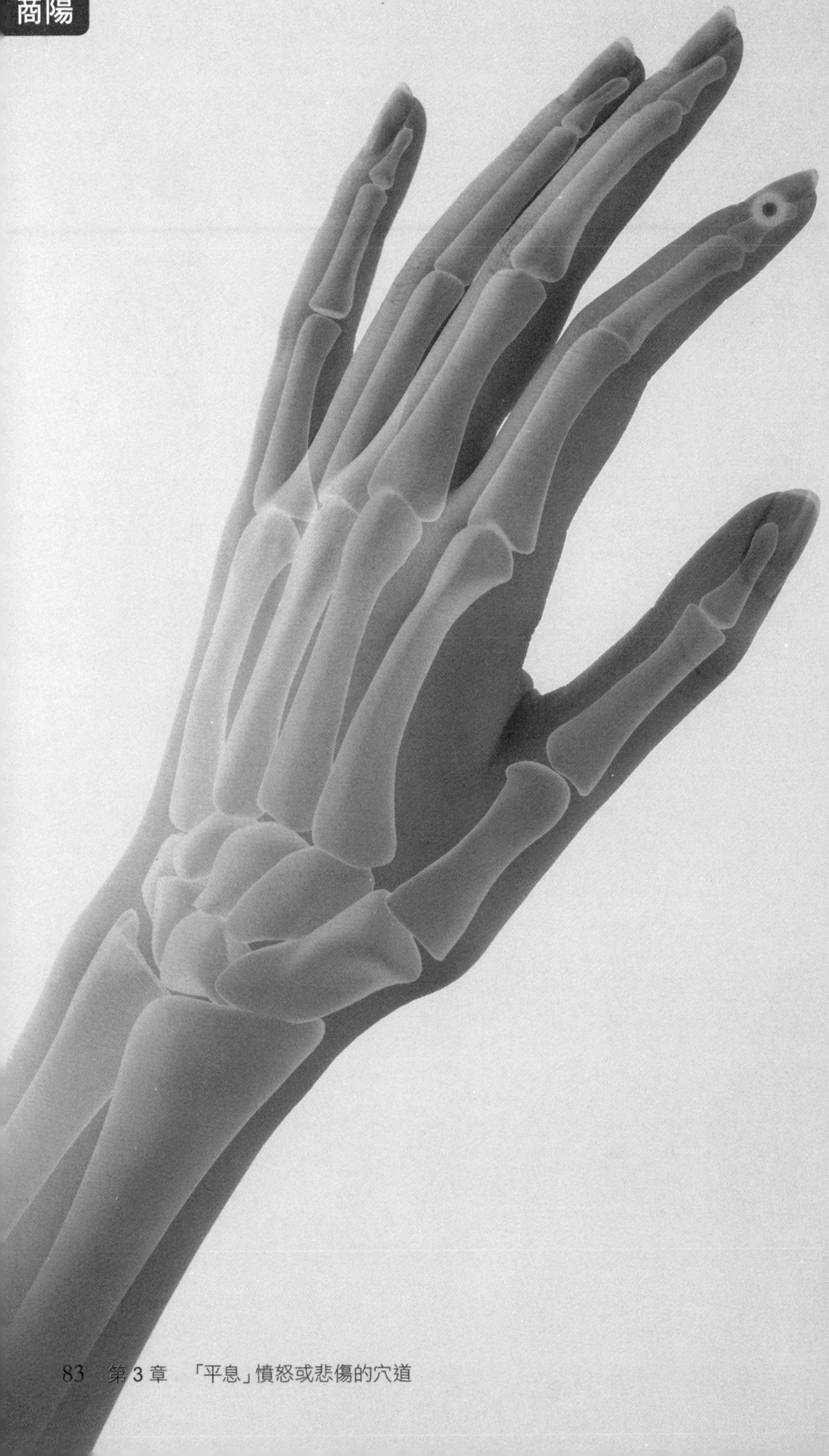

腸子調整好，心也會舒暢

「不想被人討厭。」

「想和任何人都相處融洽！」

這些想法，本來身為人類，理所當然會有如此的欲求。從以狩獵為生的遠古時代開始，為了避免被鄰居討厭，與人圓滑的溝通，是為了減少生命危險、取得足夠食物所必要的能力。

但是生於現代的人們，彼此之間有關係的人，不僅人數多，其關係性也很複雜。要迎合所有認識的人的喜好，基本上是不可能；不過，人都有「不想被討厭」的本能。

很多人在這個夾縫中左右為難，其中也有人會因為「如果被討厭的話怎麼辦」這種不安感升高，甚至感到恐懼。

人感到恐懼的時候，名為「腎上腺素」的荷爾蒙會分泌出來，交感神經處於優先位置，心臟的跳動會加快，進入心跳加速的興奮狀態。此時，藉由按壓「商陽」的穴道，把開關切換到副交感神經，產生放鬆的感覺。一按壓商陽，就會分泌出被稱為「乙醯膽鹼」的荷爾蒙。

如果把腎上腺素當成「油門」的話，那麼乙醯膽鹼就是「煞車」。所以失控或是不斷擴大的恐懼，可由乙醯膽鹼來抑制。商陽也有整腸作用。

其實，以恐懼為首的壓力，對腸子有直接的影響。我想大家都有感覺有壓力就拉肚子的經驗，這個壓力如果變成慢性化，腹痛或肚子的不適感就會反覆發生，逐漸變成「大腸激躁症」的案例也很常見。反過來說，腸子調整好的話，心也就整備了。

商陽是能讓腸和心都安定的穴道。「恐懼感，消失吧」請一邊這麼唸，一邊按壓。恐懼感就會瞬間消失了。

陰郄

對失眠有效的穴道

明明很累了，卻興奮到**睡不著**……

在手掌朝上的時候，找出手腕折痕線的部分。沿著這個手腕的線往小指的方向，可以找到鼓起的骨頭。從這個骨頭往手肘方向距離一根食指寬度的位置的穴道，就是陰郄。

情緒小咒語　「慢慢想睡覺了」

陰郄

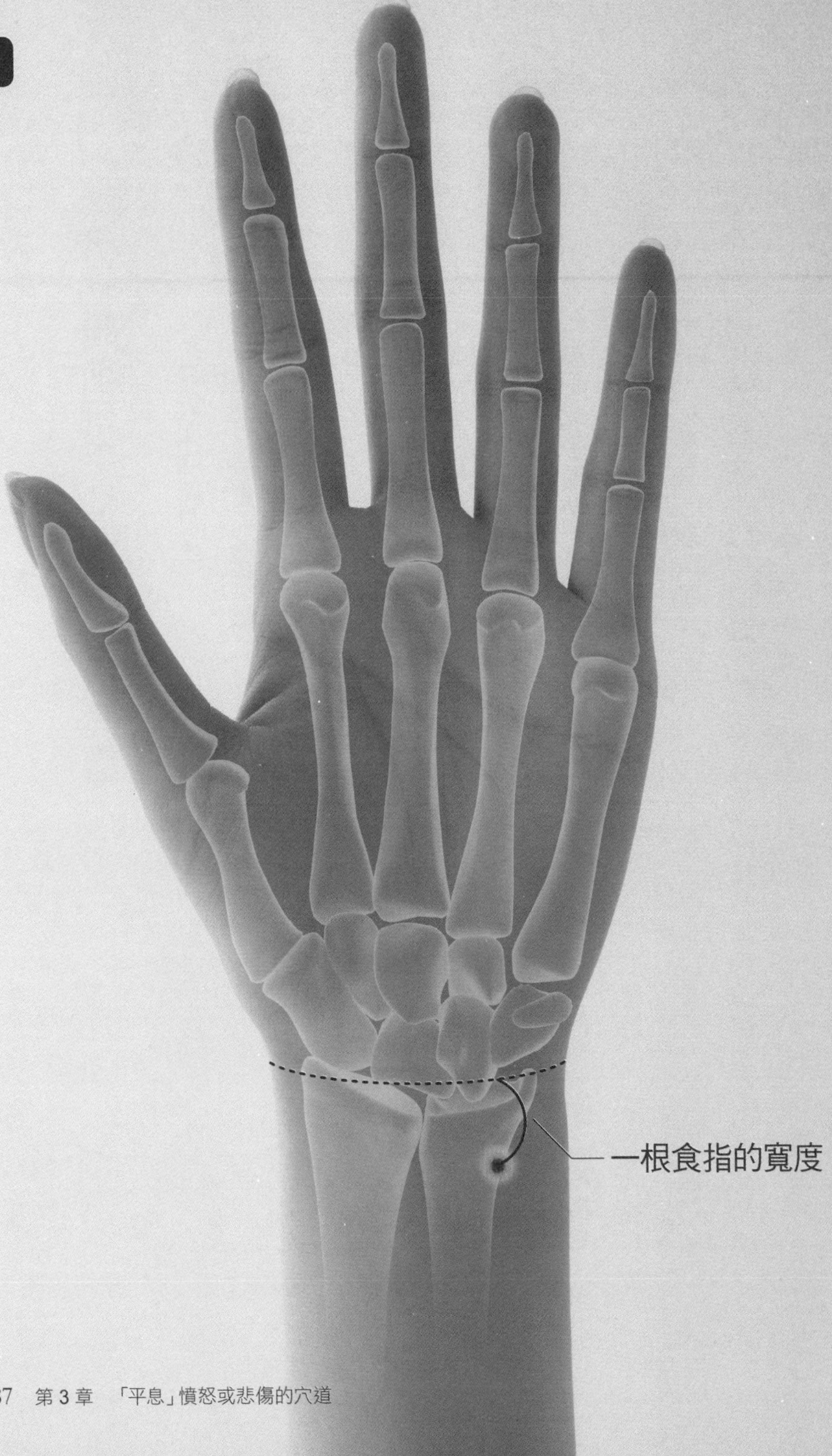

「睡前玩手機」腦會很興奮

「身體明明就很累了，為什麼睡不著？」
「頭腦很興奮，沒有想睡的感覺。」
「睡眠很淺，隔天起床還是很疲倦。」

生活不規則，步調就會亂，或是因為壓力或是有擔心的事而不容易入睡，據說日本人每五個人中就有一人有睡眠的煩惱。

最近，睡前還在使用電腦，或是玩手機的人，似乎也很多。**電腦或手機螢幕所發出的藍光，會抑制誘發睡眠的荷爾蒙「麥拉寧色素」**，這種荷爾蒙可以幫助睡眠，所以明明身體很疲倦，腦卻處於很興奮的狀態，變得很難入睡。

在這個時候，對抑制腦的興奮、打造安穩的睡眠扮演重要角色的荷爾蒙，就是在本書中再三登場的「血清素」。這個血清素，如果沒有好好發揮作用，不管過多久，腦都有沒辦法進入休息的模式。

此時，我想推薦的，就是「陰郄」的穴道。陰郄有助於促進血清素分泌，讓精神安定讓腦開始運作。

用「鼻子呼吸」就能安睡！

深層睡眠和呼吸有密切的關係。鼻塞的人通常睡眠品質也都不會好，這是因為無法正確呼吸的關係。

身體為了呼吸，會在睡覺時會改成使用「嘴巴呼吸」，導致呼吸變淺，因此睡眠也會跟著變淺。

陰郄的穴道，就具有**緩和這個頑強的鼻塞的作用**。「鼻子呼吸」其實很重要，這並不只侷限在睡眠的時候。

人的鼻腔，正常情況下，每天大約會製造出一到兩公升的黏液。而這個黏液，對於身體主要有兩個使用法。

首先，其中的一半，被用在「為了讓鼻子保濕」。

通常，鼻子裡濕度要保持在百分之百。這是因為病毒抵抗不了高濕度，所以可以阻止病毒入侵到體內。

剩下另一半的鼻水，是為了「把入侵的病毒趕出去」而使用的。

以前的人常會說，流出黃澄澄的鼻水，就代表感冒快要好了。

而這個黃色鼻水，其實就是和病毒戰鬥後的白血球的殘骸。戰鬥結束後，身體就會利用鼻水，將殘骸被排出體外。

因此使用鼻子呼吸才是正確的，濕度百分之百的鼻子就能防止病毒的入侵，但是因鼻炎或花粉症等而鼻子阻塞的話，就容易會在不知不覺中使用嘴巴呼吸，導致病毒可以輕易入侵身體，變得容易感冒。

陰郄的穴道，除了能抑制腦的興奮、幫助容易入睡的同時，對消除鼻塞、容易使用鼻子呼吸也有效果。

不易入睡的時候，或是興奮的時候，「慢慢想睡覺了」請一邊這麼唸，一邊按吧。睡眠也會變深，還能變成感冒不入侵的身體。

後谿

緩和心理疲累的穴道

因人際關係費盡心力而**精疲力竭**……

位於小指的根部鼓起來的骨頭下面的穴道。像是把手指往骨頭下面鑽，由下往上推上來。沿著小指的骨頭，找到凹下去的地方就可以了。

情緒小咒語　「我，就是我」

後谿

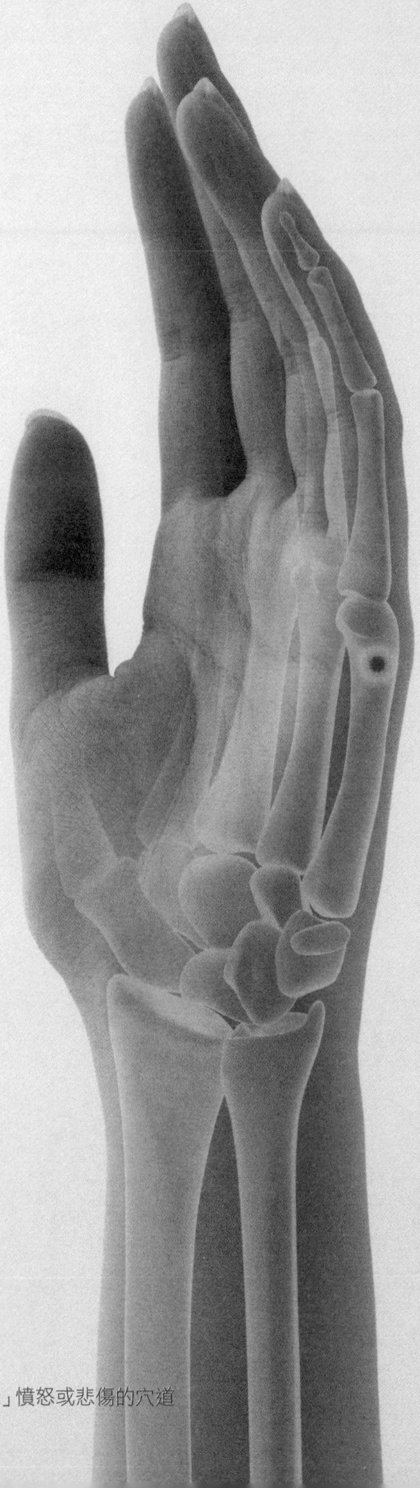

對朋友太費心而精疲力盡

「職場上的人際關係讓我有壓力。」
「對朋友很費心而精疲力盡。」
「婆媳關係讓我好累。」
「有不管怎樣就是不能原諒的親戚。」

說到壓力的來源，很多人都是因為人際關係。

不管是從職場的上下關係，或是和鄰居、親戚、同儕、友人的往來等等，拘泥於人際關係而產生的緊張感，是形成壓力最大的原因。

最近，朋友之間的交際也成為壓力來源的人，似乎也很多。在我常去的咖啡館附近的公園，經常會看到把手靠在嬰兒車上，好幾個小時站在同一個地方聊天的媽媽們。

如果是和志同道合的朋友一起聊天，應該就會很開心吧，然而卻好像有很多案例，其實是為了避免被同伴排擠而勉強參加的。

雖然想斷絕卻斷不了的人際關係，真的很痛苦。

像這樣明明不喜歡，卻要費盡心思維持關係而疲累的時候，按壓「後谿」的穴道，就能紓緩緊張，可以讓壓力不要一直持續下去。

後谿也是消除肩頸痠痛的好穴道。「我，就是我」請試著這樣一邊唸出聲，一邊按壓吧。血液循環會變好，肩膀的緊張就會放鬆吧。心和身的緊張都會瞬間放鬆，請試著親身體驗看看。

陽谿

壓抑慾望的穴道

無法放棄○○……

手背朝上，把手指大大打開的時候，位於拇指的根部形成凹陷的部分的穴道。請一邊按壓手腕側的骨頭，一邊刺激。

情緒小咒語 「就算放棄，也沒關係」

陽谿

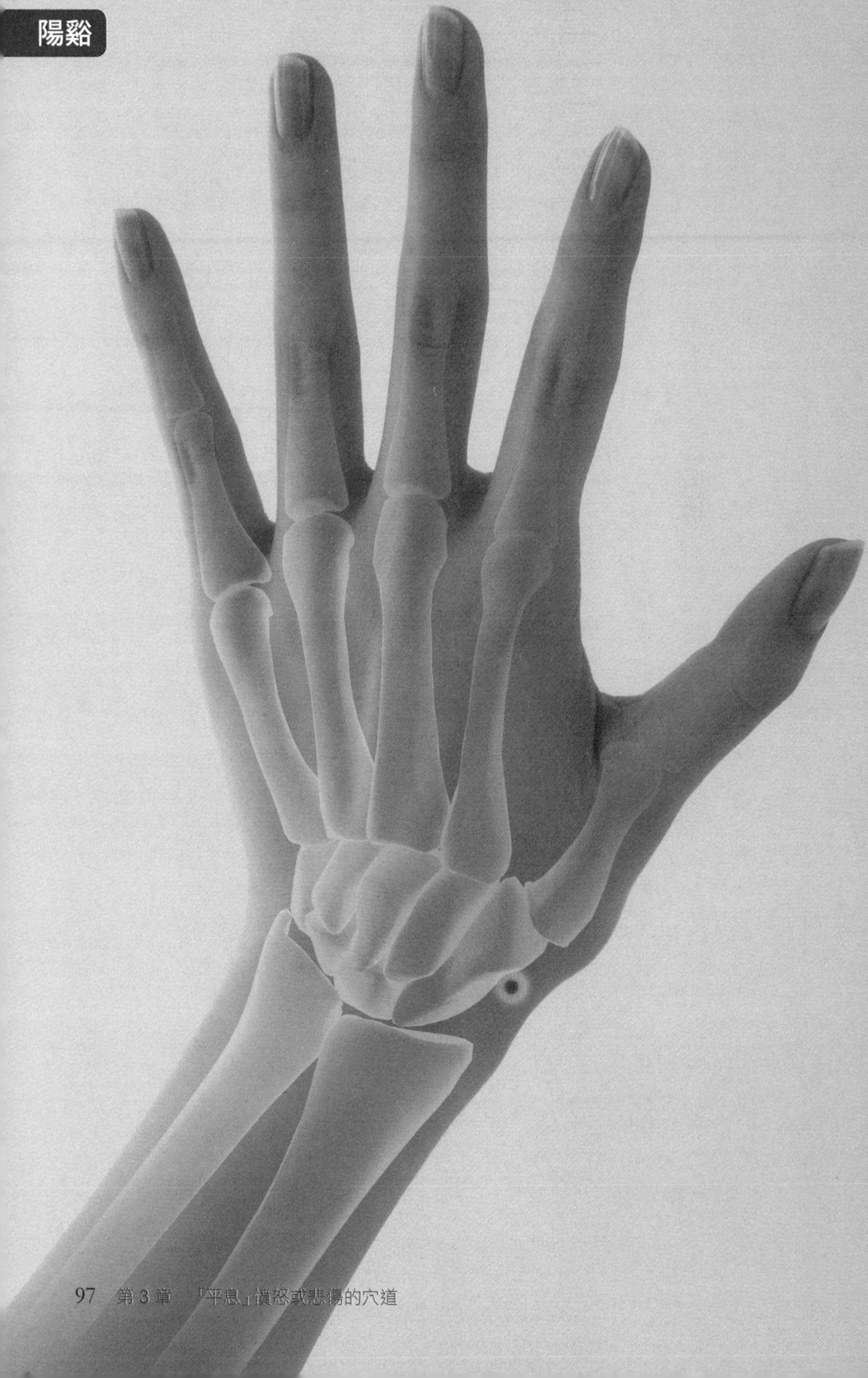

為什麼無法停止買東西呢？

「明明就不是很想要的東西，卻在不知不覺中買了。」

「一開始喝酒就停不下來。」

像這樣尋求很強的刺激行動，稱為「依賴狀態」，情況嚴重的話，也有可能會成為「依賴症」，有的人甚至會有治療的必要。

其他還有戀愛依賴症、性依賴症、賭博依賴症、藥物依賴症等，依賴的對象十分多。那麼，所謂的依賴症，為什麼會成為「心理疾病」呢？

這些依賴症全部都和名的**「多巴胺」**快感荷爾蒙有關係。依賴的開始，是壓力。在壓力持續累積的狀態下，很多人會藉由買東西或玩電玩抒發，此時多巴胺大量分泌，變成「心情很好的狀態」。

當身心正常，多巴胺過多時，身體就會藉由分泌血清素讓它冷靜下來。但是如果血清素無法順利分泌的話，所謂快感的興奮狀態就會持續很久，這一連串**「壓力↓買東西↓快感」會記在腦中而造成依賴**。

結果，每當感覺到有壓力，為了從痛苦中逃離，就會選擇做出依賴行為。漸漸的，一般的依賴行為逐漸無法滿足，為了追求更大的快感刺激，便不受控制地加強依賴行為，惡性循環，不能自己。

這也是為什麼許多人明明知道依賴行為不好，卻無法強迫自己停止，甚至一旦停止就可能出現戒斷症狀。在韓國也有不吃不喝一直玩電玩，造成年輕人死亡的案例，促發了許多社會問題。

對這樣的依賴狀態有效果、能幫助抑制慾望的穴道，就是「陽谿」。不只能幫助抑制慾望，陽谿也能緩和壓力。如果覺得「說不定我也有依賴症？」就請按壓能抑制因多巴胺引起的興奮的陽谿，保持心的平靜吧。

中衝

抑制歇斯底里的穴道

每天**心情時好時壞**

位於中指靠拇指那一側的指甲根部的穴道。用另一隻手的拇指和食指夾住，以搓揉的方式按壓吧。馬上會覺得手指像發燙一樣的熱起來，這也是血液循環變好的證據。

情緒小咒語「心呀，平靜下來」

中衝

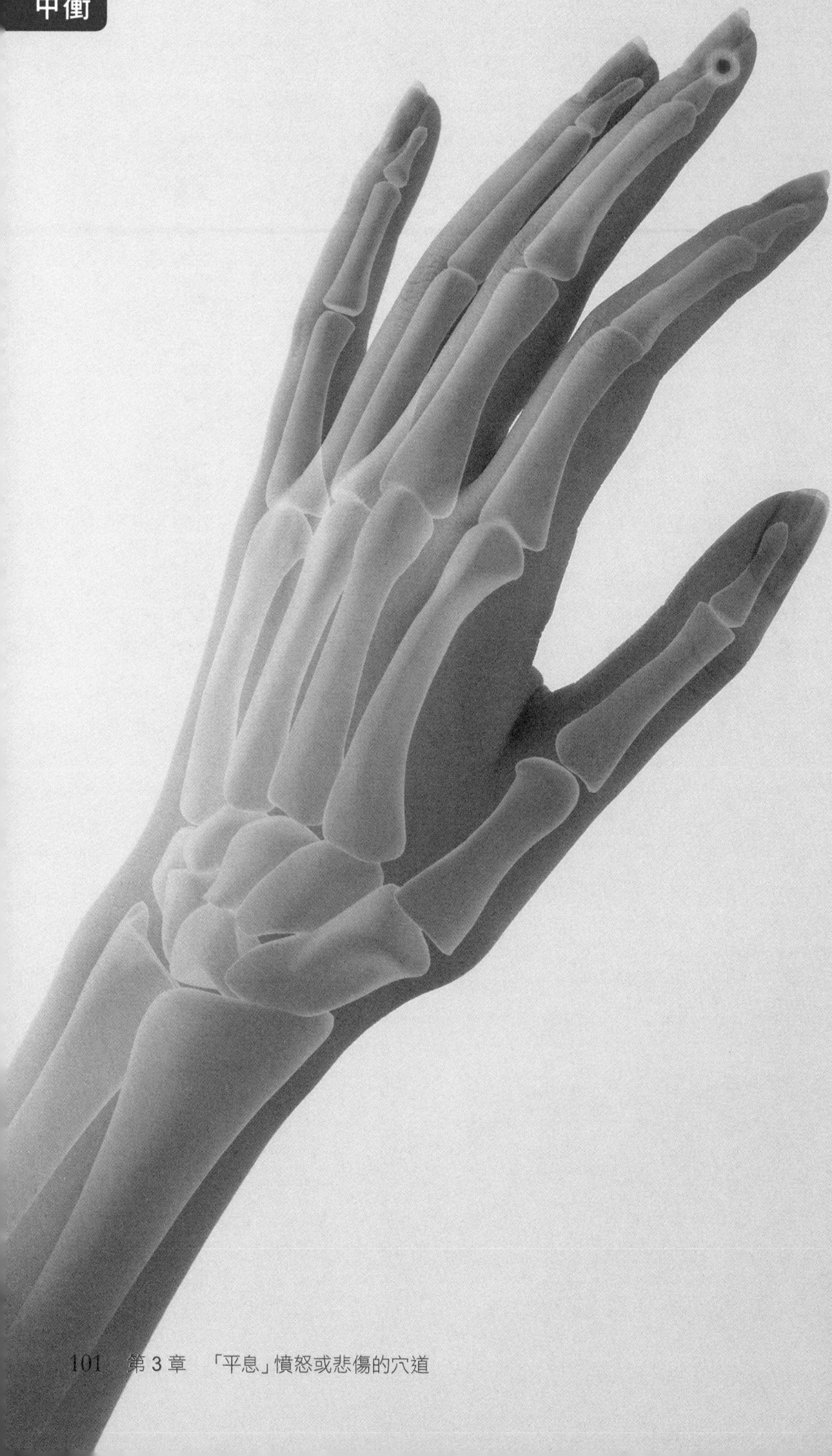

人都喜歡「波瀾起伏」

「昨天明明不在意的，今天卻覺得很火大。」

「被老公嫌棄了，但今天卻無法原諒他。」

「平常明明能可以等的，但今天突然忍不住對小孩大聲怒吼『快一點啦！』覺得好討厭自己……」

有沒有這樣的經驗呢？每一天焦慮的程度都不同，心情時好時壞，其實會造成這樣，是因為人腦部構造的關係。

因為人的腦部，討厭每天反覆做相同事情的「一成不變」的狀態，具有喜歡「波瀾起伏」的性質。如果持續每天一成不變的生活，名為「多巴胺」的快感荷爾蒙就會變得不容易分泌。因此，為了讓腦變年輕，保持元氣，每天有不同的刺激，是非常重要的事。

讓血液循環變好、腦子覺醒的穴道

話雖如此，心情時好時壞的狀況太過激烈，就會有變成歇斯底里的傾向，本人也會很痛苦，被怒火波及到的人也會很難過。

這個時候，請用「中衝」，讓心平靜下來。

中衝是讓血液循環變好的穴道。血液循環一變好，就會變成神清氣爽的覺醒狀態，不會因芝麻小事而焦慮煩躁。

「心呀，平靜下來」一邊這樣唸一邊按壓的話，就能放輕鬆。

勞宮

讓精神安定的療癒的穴道

小小的**焦慮積少成多**，好像快爆發了

位於手掌的中央再稍微上方的穴道。輕輕握拳的時候，碰到手掌的中指和無名指之間的位置，就是勞宮。把另一隻手的拇指放在上面，往食指根部的方向推上去。

情緒小咒語　「希望今天也安安穩穩的」

勞宮

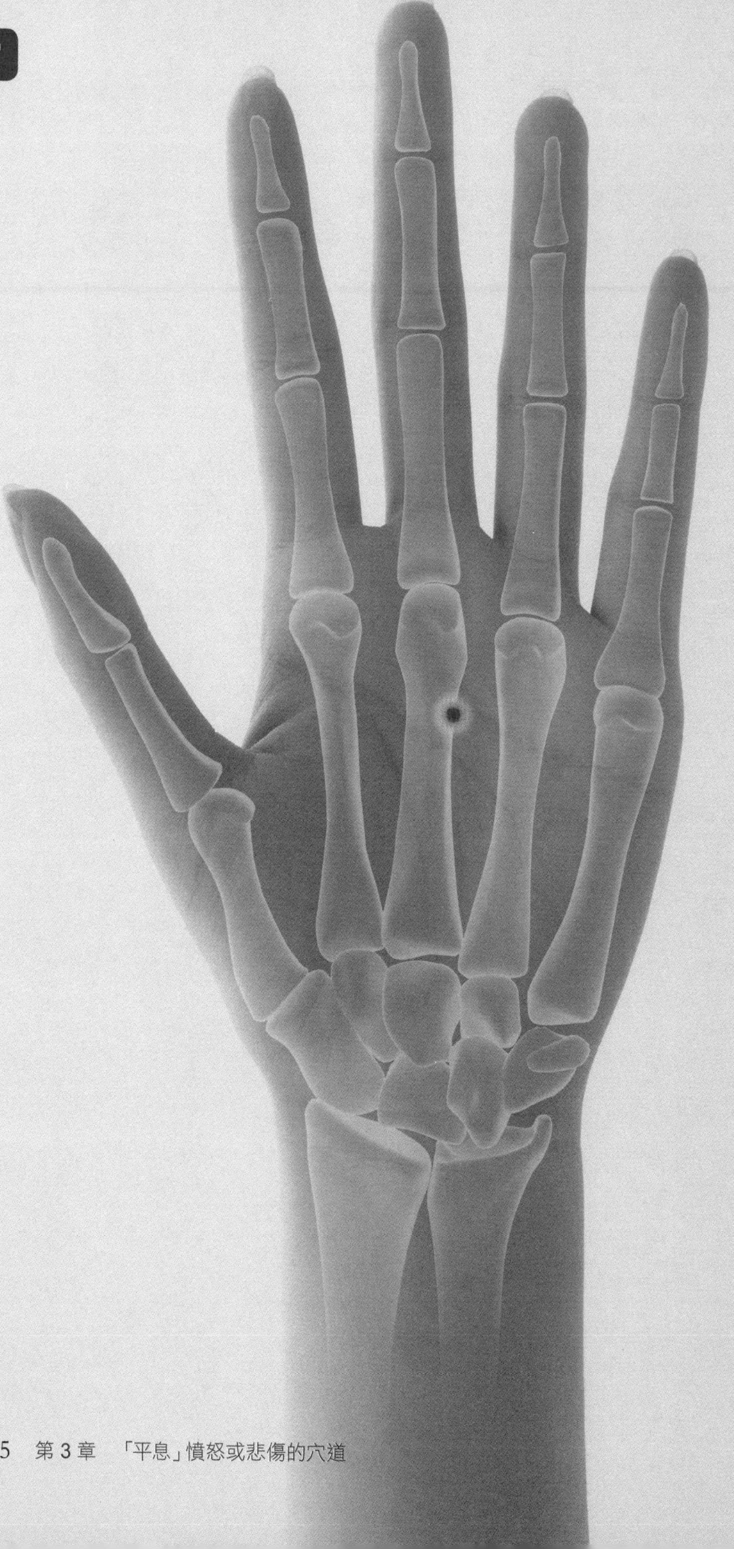

「握拳」的原因

「老公（男朋友）讓我有一些焦慮，積少成多，好像快爆發了。」

「接下來，如果上司再囉嗦些什麼，我可能會發火。」

「被爸媽唸東唸西的，實在很難忍耐。」

勞宮，是司掌心理的療癒的穴道。也被視為按壓後「心會變得有元氣的萬能穴道」，位於手握起來時，中指和無名指碰到的位置。

當焦慮煩躁感不管怎樣就是無法停止的時候，只要按壓這個穴道，血清素就會被分泌，腦就會發出讓情緒平穩的指令。

常常有人一感到憤怒，就會在不知不覺中握緊拳頭吧。正在興奮的時候，或是感到強烈的恐懼感的時候，也會緊緊握著手。

前一陣子，認識的女性友人說，飛機搖晃得很厲害時，害怕到緊緊握住拳頭，結果指甲痕深深印在手掌上。這些雖然全是無意識的行為，但其實是正在自然地刺激勞宮。

「緊緊握住拳頭」，是刺激勞宮，讓心情冷靜的非常合理的行動。

相反的，感到放鬆、或是心情安定的時候，手就會自然鬆開。這就是為什麼手被稱為是反映出精神狀態的「心之鏡」。

「壓力」大的時候就會痛

比起因為瞬間的怒火一觸即發，勞宮更像岩漿般，怒火慢慢累積沸騰，「糟糕，好像要爆發了！」的這種時候按壓，效果較佳。

勞宮正如字面所示，「勞」＝疲勞，「宮」＝集中的場所，操心勞累如果長期累積的話，就會集中在手的中央。

因為怒氣而壓力累積的時候，只要一按就會感覺「痛」，在壓力還沒有累積那麼多的時候按的話，就會感覺「很舒服」。

因此大家平常也可以藉由按壓勞宮來檢測自己的壓力，這也是勞宮被稱為壓力的指標氣壓計的原因。

從骨頭的內側往上推壓

勞宮雖然是和合谷並列為「穴道的國王」，但同時也是很少人可以按對位置的穴道。來參加我的穴道講座的人，也有將近九成的人在剛開始時都沒有按對位置。要如何找到正確穴道位置的關鍵，就是一邊按壓圖片上顯示記號的部位，一邊往食指根部的方向往上推壓。

這個時候，如果使用魔擦筆的矽膠部分，就很容易找到正確的位置。

碰到正確的穴道時，應該會有像觸碰到神經一樣的麻麻的感覺。

如果沒有這種感覺的話，沒按壓到正確的位置的可能性很高，所以請沿著骨頭找找看。

「希望今天也安安穩穩的」請一邊這麼唸，一邊參照位置圖，一邊以「痛得很舒服」的力道來按壓。

曲池

對嫉妒有效的穴道

另一半現在和誰在一起呢？

在意的不得了！

位於手肘彎曲時出現的深深的折痕外側的凹陷處。用拇指鑽入手肘關節的骨頭旁邊般地按壓，感覺到刺刺麻麻的地方。

情緒小咒語　「沒有什麼好擔心的」

曲池

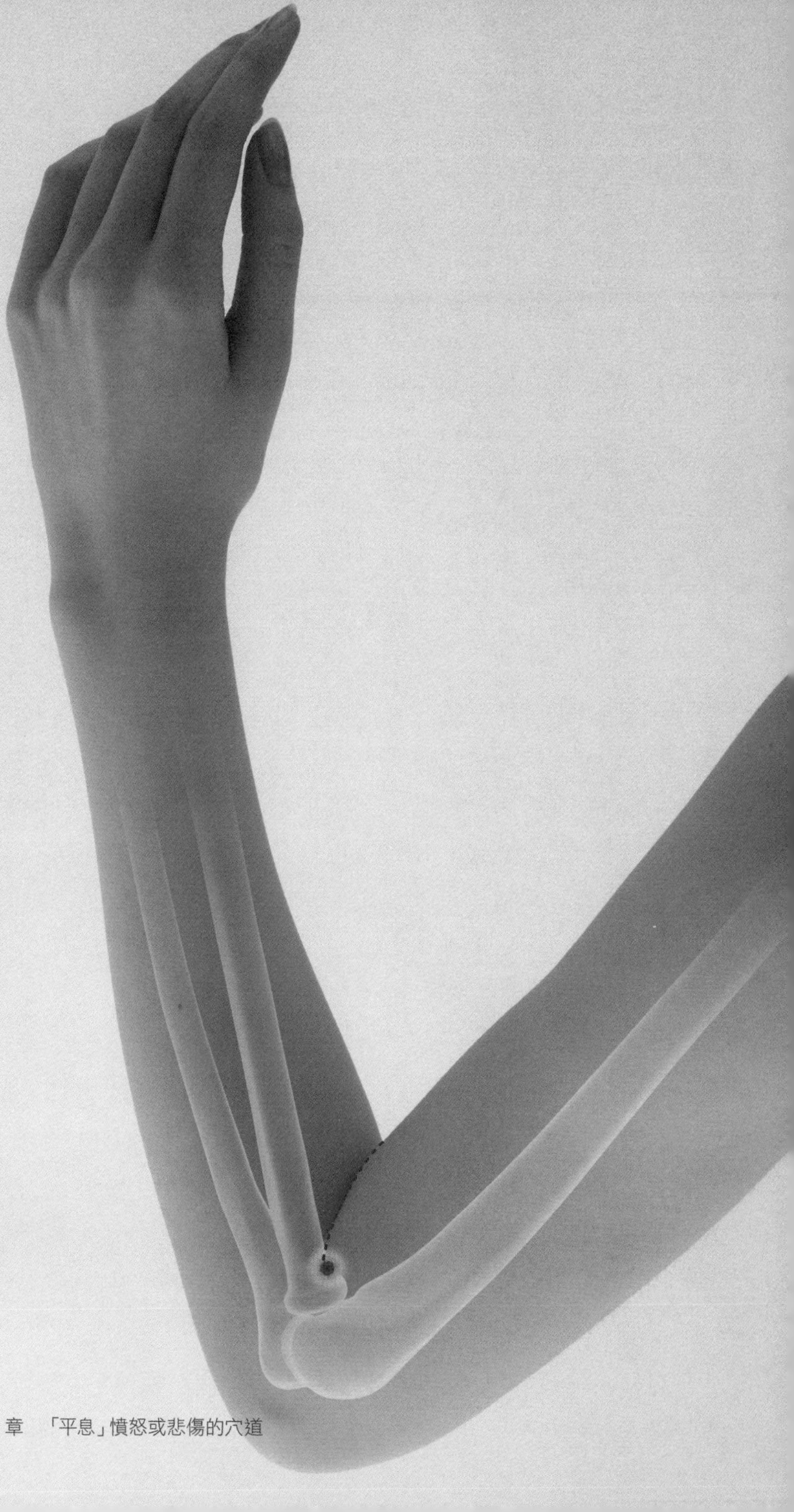

嫉妒的真面目正是「母性」

不久之前，有位家庭主婦來找我諮商。她說，對於老公的晚歸、現在和誰在一起，實在在意的不得了。為了試探他有沒有外遇，每次都會逼問老公：「你去哪裡了？和誰在一起呢？」最後總是吵架收場。

會感到嫉妒的真面目，據說是因為「催產素」分泌過多的緣故。原本催產素就有「愛情荷爾蒙」的別名，是和母性或愛情相關的荷爾蒙。女性在餵母乳的時候，催產素會大量分泌。藉由這個荷爾蒙的分泌，母親覺得很愛這個孩子，產生「為了保護這個孩子，可以連命都不要」的感情。

但是，這個催產素在面對丈夫或男朋友時分泌過剩的話，嫉妒心就會變得太強，造成「他在做什麼呢？在意的不得了」的狀態。

為了要抑制這個嫉妒心，一定要抑制催產素。至於男性嫉妒的原因，又是另一個。男性的忌妒是來自所謂「想保護自己的後代、延續自己的基因」、「想獨占重要的東西」進而引發男性荷爾蒙而開始嫉妒的。如果對方偷吃，搞不好自己的後代就無法留下的這種危機感，而引起嫉妒心。

對異位性皮膚炎或濕疹也有效

不管是女性的嫉妒，或是男性的嫉妒，想要抑制的話，「曲池」的穴道很有效。曲池是調整荷爾蒙的平衡、讓精神安定的穴道。

只要按壓曲池，應該就會有痠痛感，好像摸到神經的感覺。不要太用力，請試著以「雖然痛，但是很舒服」的程度來按壓。

曲池也有鎮靜發炎、提高身體的免疫機能的作用。也是**具有減緩皮膚發炎，或是對異位性皮膚炎、濕疹等的症狀有幫助的穴道**。

如果心或皮膚裂開了，請記得按壓「曲池」。

四瀆

抑制興奮、讓人消氣的穴道

必須冷靜地提醒對方

位於手背那一側的手臂上的穴道。從手腕的根部（彎折的折痕處）和手肘的根部（彎折的折痕處）的中間開始，距離兩根手指寬度，靠近手肘那一端。沿著骨頭，用拇指指腹按壓吧。

● **情緒小咒語**　「冷靜一點、冷靜一點」

四瀆

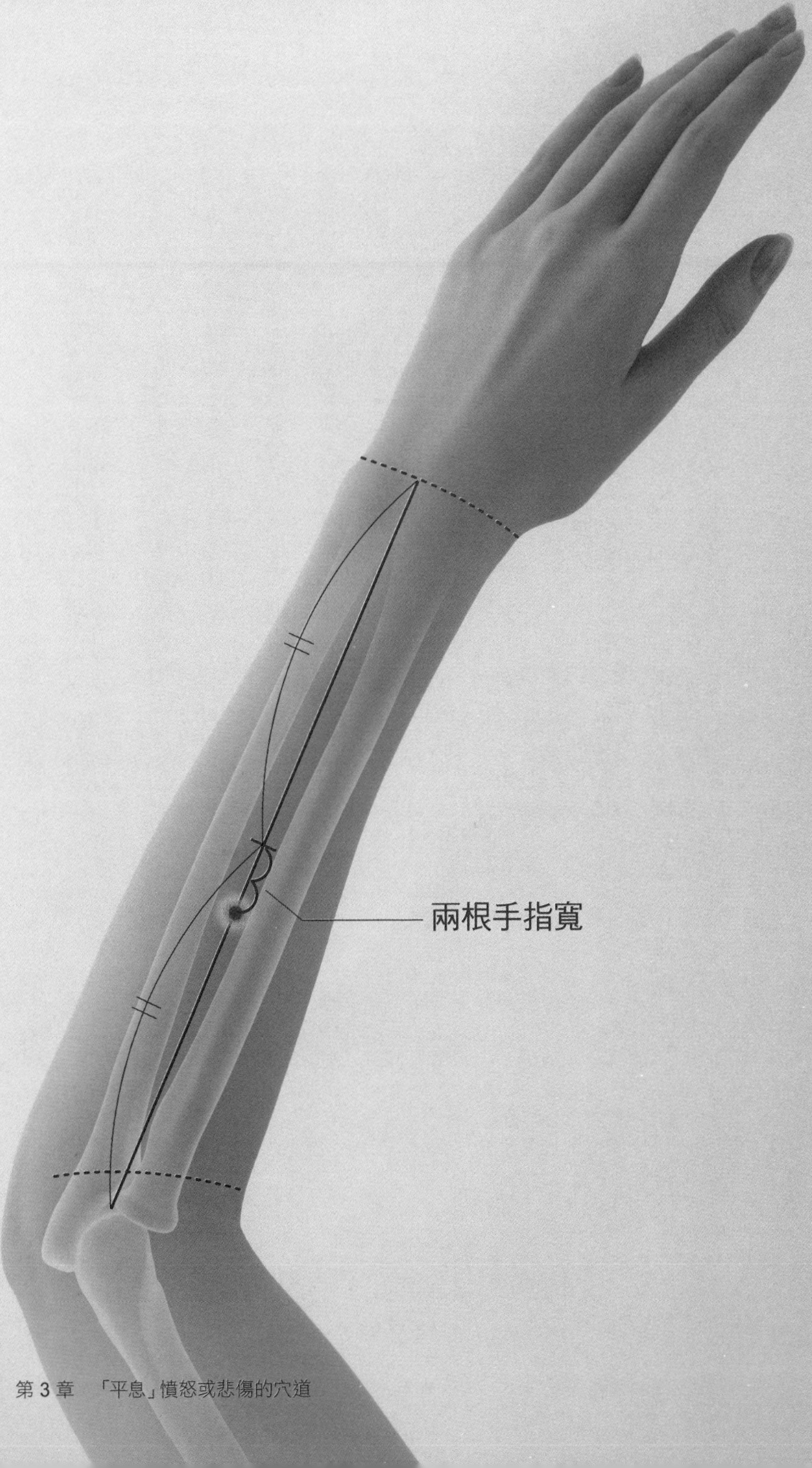

避免讓「提醒」變成「怒罵」

「部下做錯事，一定要提醒他。」
「鄰居總是把垃圾亂放，一定要跟對方說才可以。」
「等餐點等太久，想跟服務人員反應一下。」
「孩子做錯事情了，今天要找機會跟他溝通才行。」

在日常生活或工作中，常見這樣的場面。

這個時候，要注意的是，原本打算「提醒」、「警告」，不要在不知不覺中變成「生氣」、「怒罵」。

原本只是想稍微警告一下，卻說著說著就漸漸怒火攻心，回過神來才發現，已經把對方罵到狗血淋頭了。這樣一來，想傳達的事都沒有傳達，只留給對方：「被不講理的人亂發飆了。」的記憶而已。

回復到冷靜的「消氣穴道」

如果，在責備他人的途中，感覺到情緒的煞車失靈的話，請按「四瀆」的穴道吧。在把對方叫出來準備責備他之前，預防性的先按壓這個穴道也可以。四瀆的穴道，別名叫「消氣的穴道」。

「冷靜一點、冷靜一點」請一邊這樣唸，一邊按壓。等一下一定要罵人，會使自己神經過敏的時候，請按壓四瀆，就有讓心冷靜下來的效果。

間使

鎮靜過敏的神經的穴道

太**潔癖**，別人摸過的東西不敢摸

手掌朝上的時候，位於從手腕折痕中央部分往手肘側，距離約四根指頭寬的地方的穴道。朝骨頭和骨頭的間隙，從上往下垂直按壓吧。把手臂放在桌子等上面的話，更容易按壓。

情緒小咒語　「全部都是自己想太多」

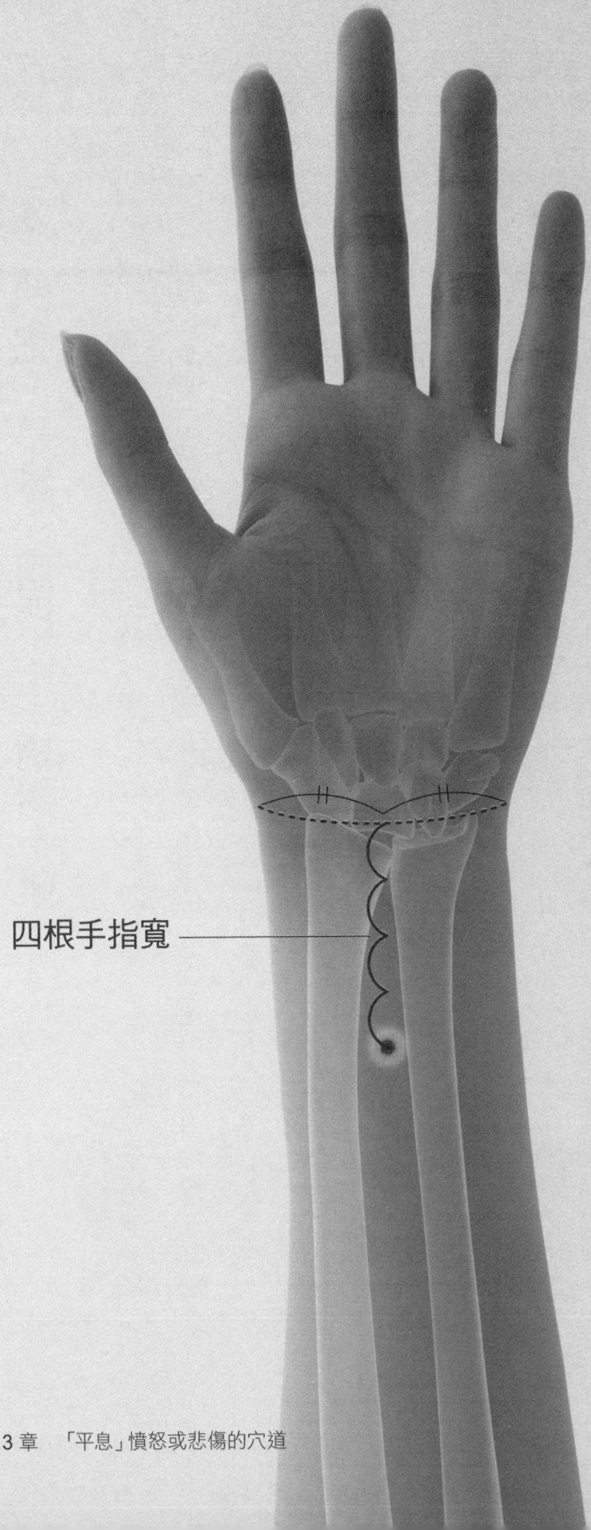
四根手指寬

門把、吊環、廁所……絕對不碰！

門把、吊環或手扶梯的扶手都不敢碰，隨身攜帶除菌用的濕紙巾，有諸如此類的潔癖症的人。最近，在電視節目中，甚至有某位有潔癖症的藝人說：「朋友進到家裡，一定請他換衣服。」其實這種狀況並不少見。

潔癖症是極端的神經過敏時所出現的症狀。不是單純因為太喜歡乾淨而變成潔癖症，**而是腦中發出「對各種情報不要太過在意」的指令迴路沒有順利運作，導致神經過敏，被原本不用在意也沒關係的事所束縛**。

出門後，會想「瓦斯關了嗎？」、「冷氣關了吧？」因為在意到回家好幾次的「強迫性神經症」，根本上的原因，也是相同的。

特別是在都會地區，因為情報量很多，也有人因為偶然的一個情報，就引起潔癖症或過敏症、強迫性神經症，而備受折磨。

前一陣子有個報導，有一個保母被他看顧的小孩的母親抱怨：「孩子指甲肉刺撕裂開，都流血了。拜託你更注意一點，好好照顧。」諸如此類的情形，其實也是神經過敏，對小事太在意的例子。

對整腸、消除便祕也有效果！

如果受潔癖症所苦，有必要讓「太過在意的神經」冷靜下來。有效的穴道就是「間使」。手掌朝上的狀態，把手臂放在桌子上固定，對皮膚垂直按壓的話，就能順利進行。間使原本就是以**調整腸道環境的穴道**而眾所周知的。**對消除便祕，也是很重要的穴道**。

不只是潔癖症，平常對各種事情都在意的不得了的過敏症的人，請試著養成每天按壓這裡的習慣。

不只是精神性的過敏，就連因壓力而變差的腸子，狀況也會變好。

少衝

能抑制心跳加速的穴道

在大家面前說話，就**很緊張**

手背朝上的時候，在小指指甲旁、靠無名指那一側的穴道。用另一隻手的拇指和食指夾住，搓揉推開吧。

情緒小咒語　「就像平常一樣」

少衝

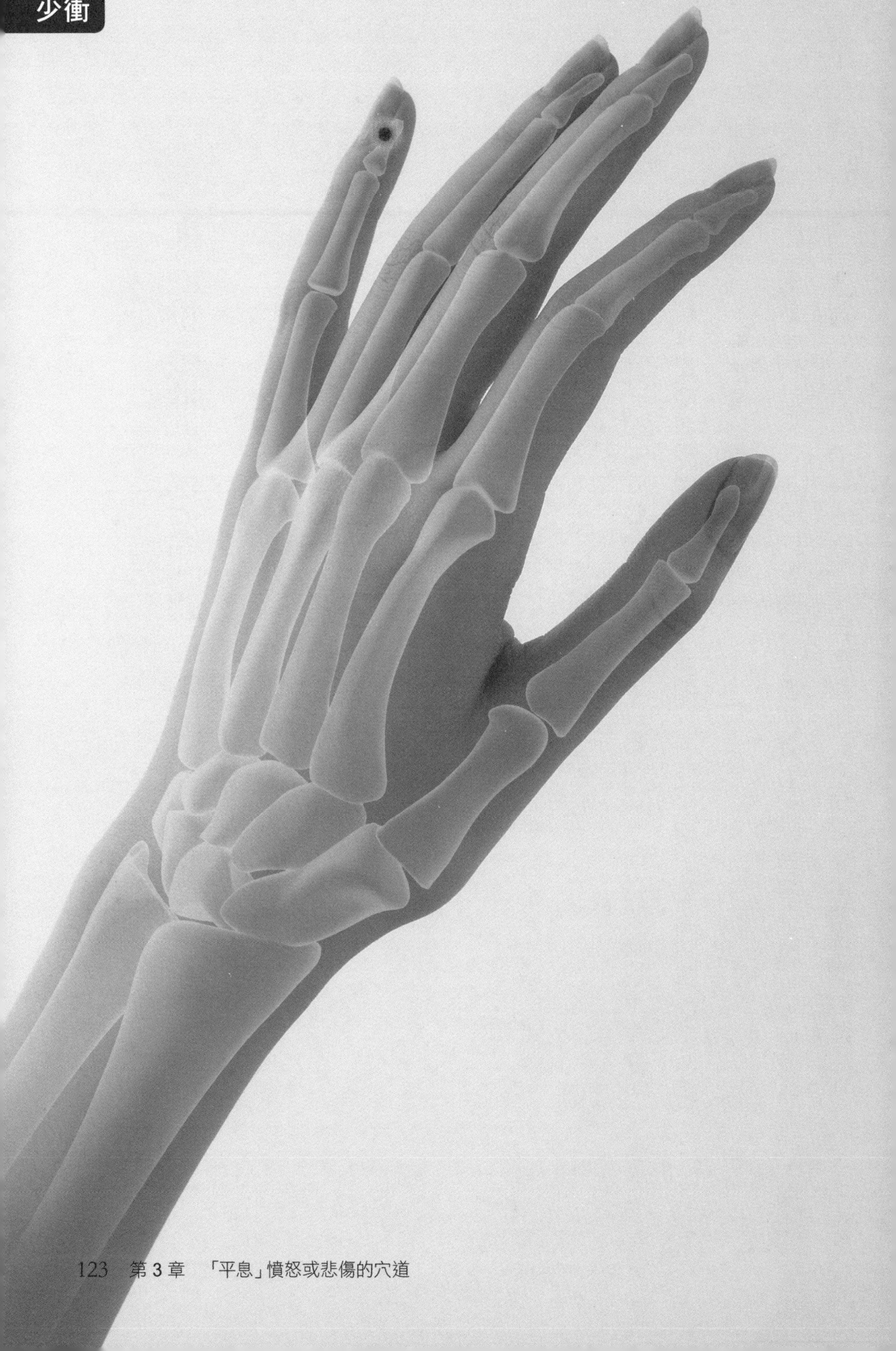

即使抗壓性低也沒問題

「在人前說話會心跳加速。」

「開會輪到自己發表意見時，緊張到不知道說什麼才好。」

「關鍵時刻來臨前，心悸無法停止。」

「一開始比賽，就無法發揮練習時的實力。」

重要的簡報或是結婚典禮的致詞等，感到和平常不同的壓力而緊張不已，腦中一片空白，像這種情況大家也曾發生吧。

這個時候，應該呼吸會很亂，心臟跳得很快，而且頭腦也不冷靜。

我經常接受運動選手的諮詢，運動選手們絕大部分的問題都是「正式比賽時，無法發揮平常的實力」。

對選手們而言，適度的緊張對於發揮實力，絕對不是壞事，但對於緊張到連周圍都看不清楚的選手，我會教他按壓穴道來控制心情的做法。

幫助「腦筋一片空白……」

「少衝」，簡而言之，就是抑制心悸的穴道。因為能調整自律神經，讓心冷靜下來，所以在令人緊張的正式登場前，推薦按壓這個穴道。

「就像平常一樣」請一邊這樣唸，一邊按壓。

很多家長也曾經遇過這種狀況，孩子在學時都很認真地研讀，在校的模擬考試也都能發揮實力，表現良好。但當真的大考，孩子卻因為緊張，失去了平常的水準，考出來的成績甚至比在校時差了一大截。

孩子在入學考試或運動比賽之前，也可以傳授他這個方法。在緊張的時候，只要心想：「只要這麼做就沒問題！」像這樣養成例行公事的習慣，對以後的人生一定會有所幫助。

大陵

能放輕鬆的穴道

因害羞而很容易臉紅

在手掌朝上的時候，位於手腕上深深的橫向折痕的正中央。朝著骨頭和骨頭之間，由上往下垂直的按壓。

情緒小咒語　「放輕鬆、放輕鬆」

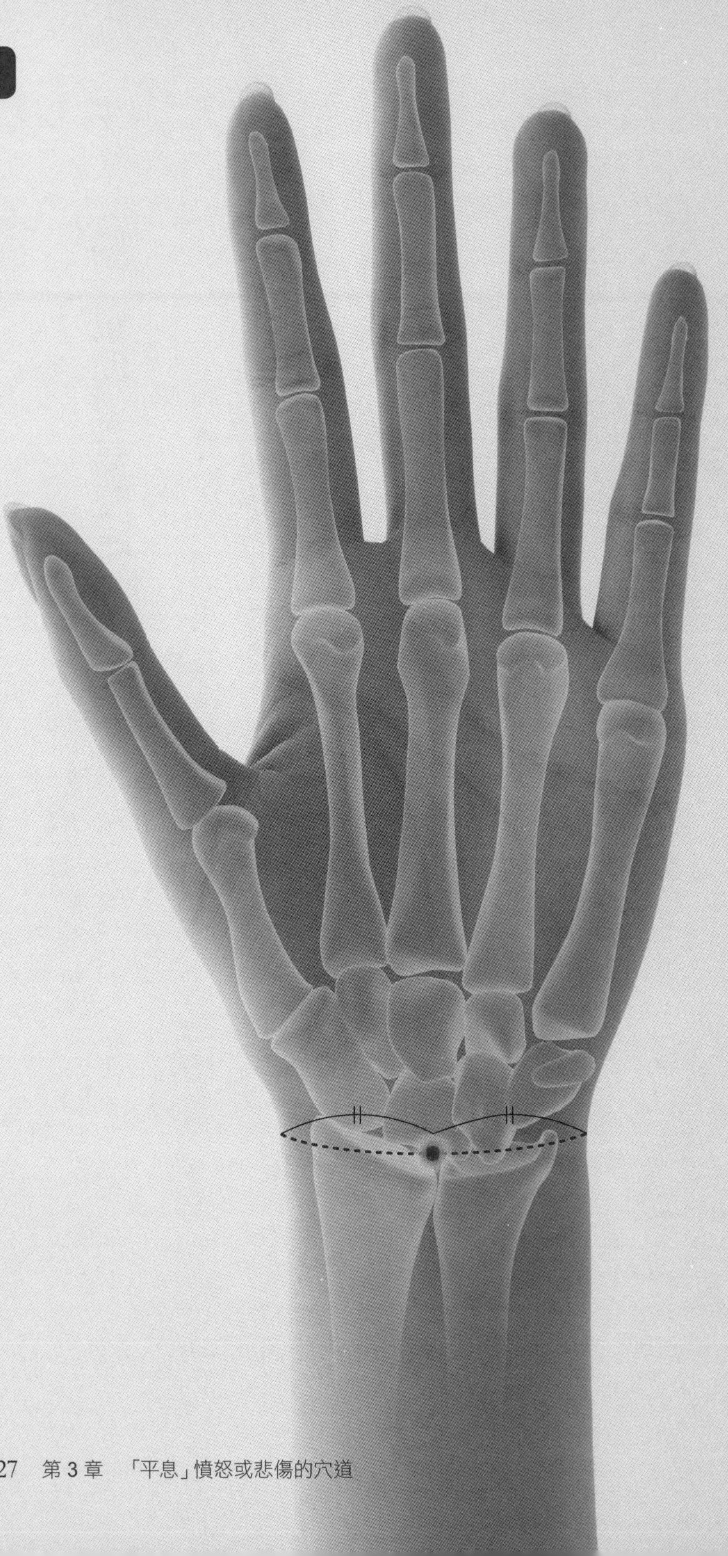

幫助容易緊張的人

「和第一次見面的人說話時，一定會臉紅。」
「只是稍微被人嘲笑一下，就害羞到想逃走。」

容易臉紅的人，只要接收到些微外在刺激，就會感到激動或緊張。**這是因為交感神經變活潑，血液集中到頭部，而讓頭腦快速轉動，讓人很想從這種狀態逃脫**。和這種情形相反的，是由恐懼等引起「氣血不足」的狀態。不管哪一種，原因都是因恐慌，導致腦無法控制荷爾蒙。

緊張就容易臉紅的人，請按壓可促使放鬆的穴道「大陵」。大陵也是降血壓的穴道。能讓瞬間集中過量到頭部的血液，回復到正常狀態。**「放輕鬆、放輕鬆」**請一邊這樣唸著，一邊左右慢慢按壓大陵的穴道，並深呼吸。不管按幾次，都不用擔心血壓會下降過度，所以請放心地按。

第4章

「提高」幹勁的穴道

用「穴道腦療法」打開幹勁的開關

「沒辦法像以前一樣有幹勁。」

「有些日子沒什麼活力。」

「集中力消失了。」

「變得很健忘。」

這些狀況，是年紀大的人都會有感覺的「心的倦怠感」。這個原因還是出在腦沒有正常控制心靈的關係。

心情感到沮喪的情形，是腦很疲倦的徵兆。因為沒有回應身體需求來分泌正確的荷爾蒙，所以在關鍵時刻，心情依然無法提振。

荷爾蒙影響著人類的情緒，尤其是女性，更容易因為荷爾蒙的多寡對心理造成影響。像是產後憂鬱症，也是因為荷爾蒙急速下降所造成。更年期時荷爾蒙的減少也會導致許多身體跟心理的不適，情況嚴重地話，不僅僅是自己，連身邊的人也會有明顯的感受。

當然，男性也會有這種情形，當荷爾蒙降低，情緒就容易受到波動，容易感到沮喪、提不起勁，或是不想與他人接觸。這也是為什麼有的兒女會覺得退休在家的爸爸，脾氣越來越奇怪的關係。

不過，不用擔心。穴道腦療法並不是只想要平靜才能發揮效果。在失落沮喪的時候，利用穴道＋情緒小咒語，也能「提振」心情。活力充沛的話，每天應該都會比現在更開朗、更開心。為了能每天都充滿幹勁、活力充沛地過日子，請把提振感情的穴道記起來吧。

穴道不管按壓到什麼程度，都沒有所謂按過頭的事。因此請把能調整心靈的「穴道腦療法」養成每天的習慣。

腎穴

幹勁開關的穴道

上了年紀，逐漸沒了**幹勁**……

位於小指頭第一關節的橫向折痕的中央的穴道。把手掌朝上，用另一隻手的拇指和食指一邊夾住，一邊按壓。

情緒小咒語　「活力滿滿、滿滿」

腎穴

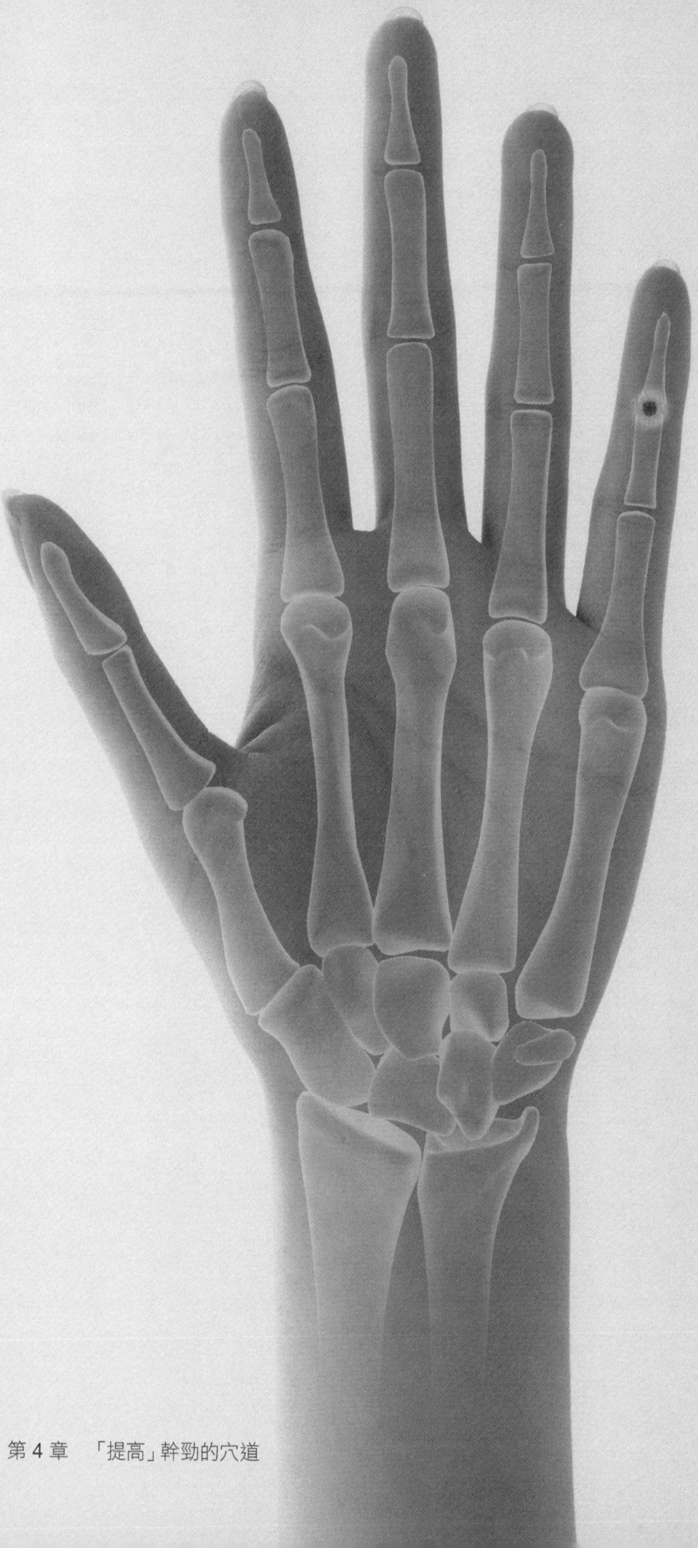

幹勁開關就在小指！

「連出家門一步都不想。」

「沒有努力的氣力。」

「就像沒電一樣，只想躺在床上。」

累積的疲勞與壓力會讓人覺得很無力，但是當沒有氣力的狀態一直持續的話，就有注意的必要。這個時候，**請讓自律神經中擔任「幹勁」的交感神經運作吧**。沒有幹勁，是因為交感神經沒有好好運作的關係。

為了讓交感神經運作，曬太陽或是動動身體都有效果，但如果覺得很麻煩，最簡單的，就是打開「幹勁的開關」，那就是「腎穴」的穴道。

藉由按壓「腎穴」這個穴道，被稱為「**鬥爭荷爾蒙**」的腎上腺素就會被分泌，身體就會充滿了幹勁。

對稀疏毛髮也有效果！

雖然只是題外話，想要與對方約定好，不能毀約時，會做的「指切拳萬（小指打勾勾）」，是雙方小指勾在一起來進行的。大家有想過，小指打勾勾，可能就是為了互相為彼此按下「幹勁的開關」嗎？

儘管腎穴被當成幹勁開關的穴道來介紹，但其實這個穴道，也**對稀疏毛髮有效果**。因為腎穴是**調整荷爾蒙平衡的穴道**，所以一般認為對稀疏毛髮或產後掉髮，甚至是不孕症的改善或水腫等，也很有幫助。

能打開幹勁的開關，同時又能護理毛髮的腎穴，請試著在氣力漸漸衰退的時候，養成按壓的習慣。

關衝

提升集中力的穴道

上了年紀，**集中力**逐漸衰退

位於無名指指甲的旁邊，靠近小指那一側的穴道。用另一隻手的拇指和食指像抓住一樣地按壓吧。

情緒小咒語　「開始集中」

關衝

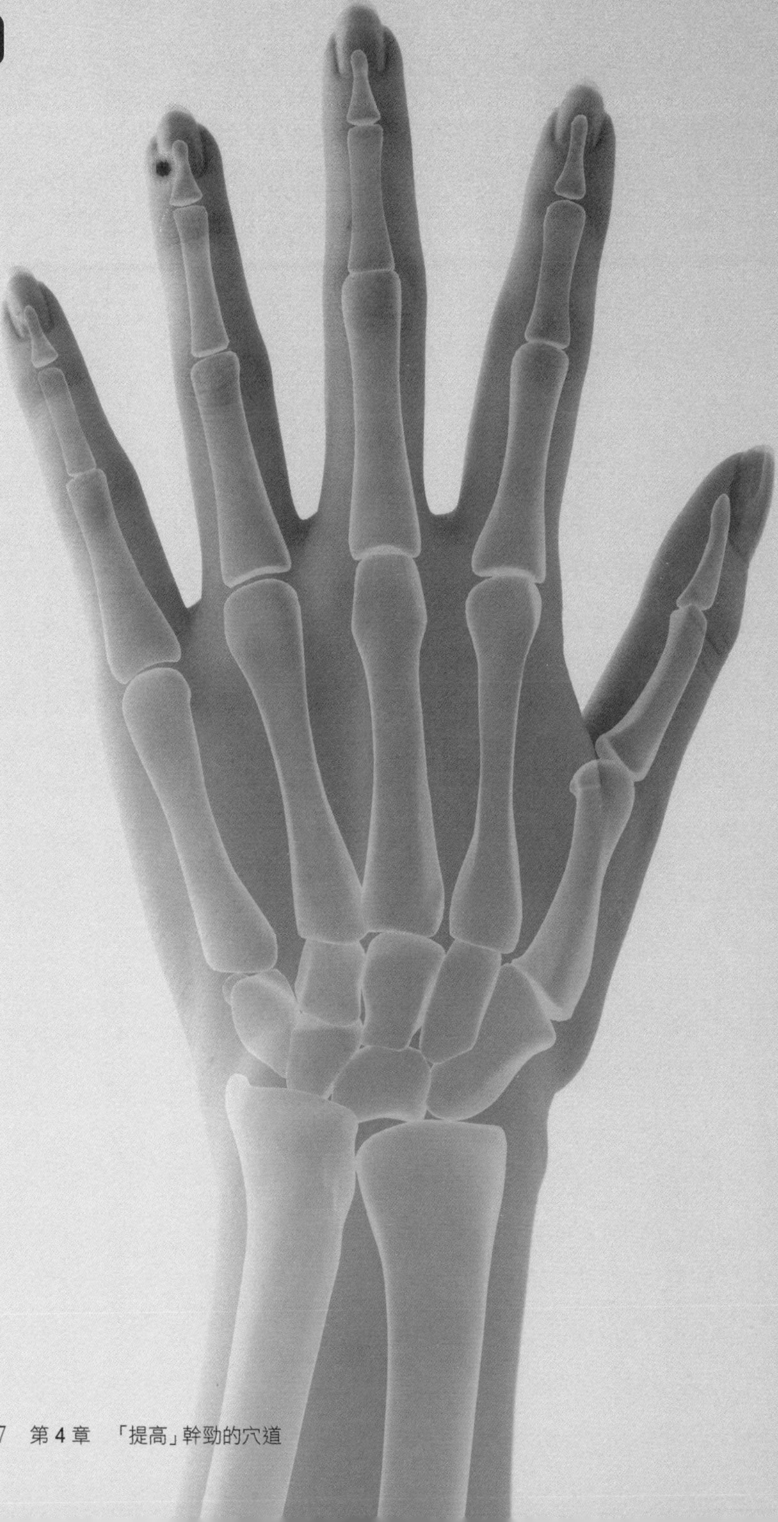

就連看一本書都很辛苦……

「明明蠻想看的電影，但不知道為什麼會不小心睡著。」
「不過是讀一本書，時間卻愈花愈長。」
「長時間的會議，逐漸變得很痛苦。」

因為集中力衰退、無法長時間持續進行某件事的狀況，對日常生活或工作產生障礙等等，似乎時有所聞。

在為年長者進行穴道療法的時候，經常聽到的煩惱，就是「年紀大了，漸漸沒有集中力了。」的這件事。

提高血液循環，集中力也上升！

像這樣，如果在感到「集中力大不如前」的時候按壓就會有效果的，就是「關衝」的穴道。關衝的「關」是「關口」，「衝」是「要衝」的意思，是指**重要的事物集中的場所**。

換句話說，**這裡是「氣」集中的重要的地方**。

藉由刺激這個穴道，讓血液的循環變好，又能提高集中力。請記住在對於總覺得煩悶不安的狀態下，想要神清氣爽的時候有效果的穴道。

另外，關衝對更年期障礙也有效果。其他還有讓肌膚變光滑，或是對暈車暈船、想吐，也有效果。

「開始集中」請試著一邊這樣唸，一邊按壓。

中泉

預防痴呆症、提高記憶力的穴道

最近，**記憶力**很差

位於手腕在手背那一側的折痕上的穴道。把手腕的寬度分成四等分之後，距拇指側四分之一的地方，用另一隻手的拇指用力按壓。

情緒小咒語「腦呀，清醒吧」

中泉

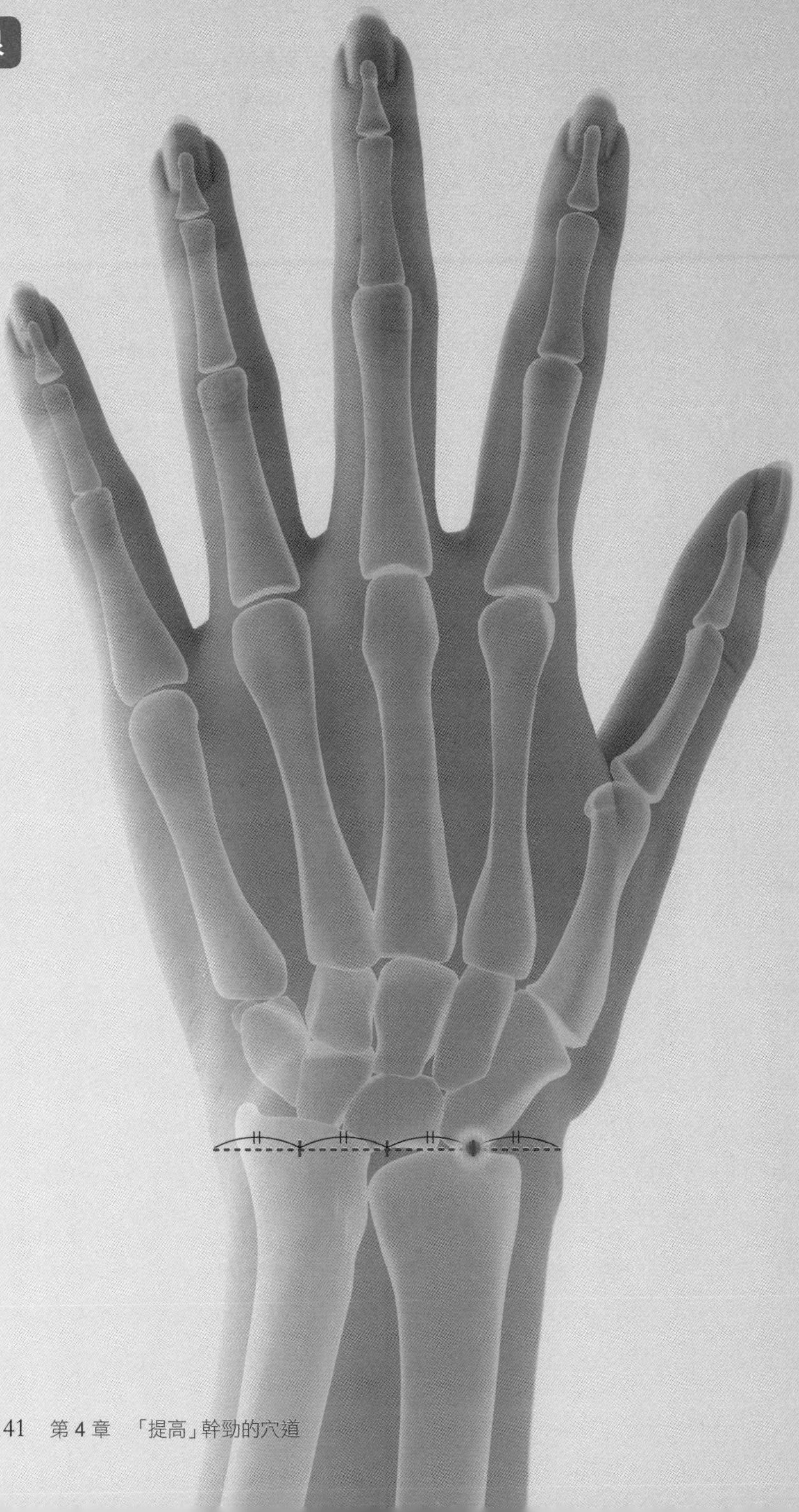

預防痴呆症的穴道

「想不起對方的名字。」

「自己是不是慢慢變痴呆了呢？」

這些是年紀大了，不管是誰都會有的煩惱。我曾在整理文件的時候，平常應該能很快就寫出來的簡單漢字，突然想不起來，非常的震驚。

對於記憶力逐漸衰退，或是有痴呆症的不安時，有效果的就是「中泉」。藉由按壓中泉，就可以促機大腦分泌一種被稱為「乙醯膽鹼」能讓腦部血液循環變好的荷爾蒙。乙醯膽鹼是和運動神經或學習能力大大相關的荷爾蒙，如果在腦內它的作用高的話，記憶力也會提升。

近年乙醯膽鹼也因為對預防痴呆症也能發揮力量，而備受矚目。

不只是記憶力，也能讓運動神經活化的中泉，就算每天刺激也沒有問題。對於防止動脈硬化、預防腦中風的效果也很好。

吃美食就能活化腦部？

中泉也能幫助改善食慾不振。進食時人體會自然會分泌唾液，唾液中含有大量能讓身體保持正常機能的荷爾蒙或酵素。唾液大量分泌的話，也能讓腦部活化，使得頭腦確實地運作。持續緊張的話，唾液會分泌不出來，變得口乾舌燥。受到強大的壓力時，唾液的分泌就會變差。

飲食和唾液、腦的運作和心理的狀態，有著密切的關係，會彼此相互影響。吃好吃的東西，腦就會被療癒，這也是受到好心情的影響。

太淵

提高努力度的穴道

為什麼「只有我」，非得要這麼**努力**才行呢？

在手腕交界的橫向折痕上，最靠近拇指側的穴道。沿著拇指的骨頭慢慢往下找的時候，在和手腕橫向折痕交叉、凹陷的地方，就是太淵。請由下往上推壓吧。

情緒小咒語　「不久就會有好事發生」

太淵

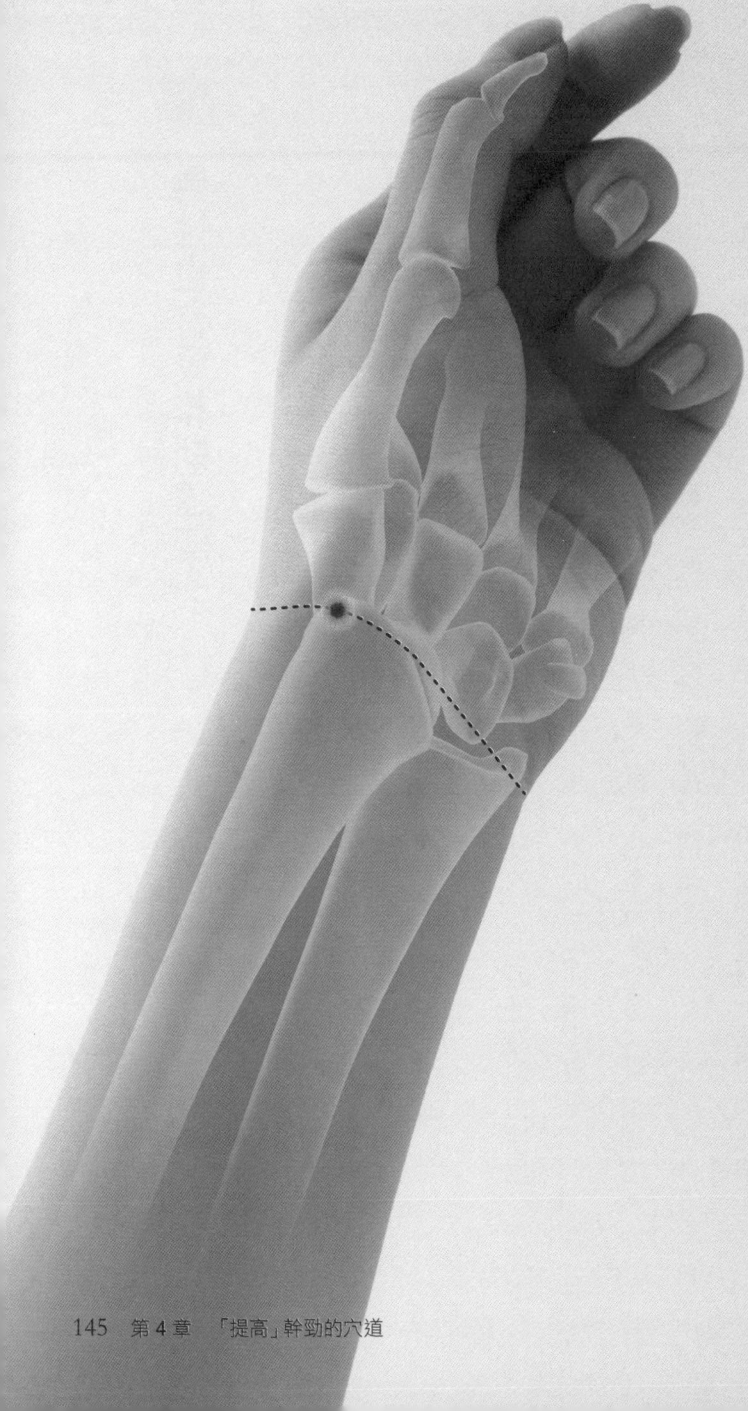

男性也有更年期障礙？

「最近只要多跟老公說幾句，老公就會大發雷霆。」

「問爸爸要不要一起出去吃飯慶祝生日，他就會說我們都只想花他賺的辛苦錢，最後鬧到不可開交，覺得好無辜。」

一直以來，大家都以為更年期障礙是女性專屬的，但最近發現男性也會發生。直接性的原因，是男性荷爾蒙睪固酮，會因老化而減少導致。

更年期障礙的症狀有許多，除了心悸、喘不過氣或失眠等，在情緒方面，也有人會有持續地感到疲勞或倦怠、憂鬱等情緒。

在更年期時，不論是在工作或家庭方面，可能都會有「只有我在努力，感覺好吃虧。」的這種情緒吧。

平常明明不會這樣想的，但壓力持續，或是疲勞累積時，就會有怎麼努力都沒用的情形，更年期也是身體很大的「變動期」。

身體大幅度的改變，但其實也可以說是最適合調整身體的時期。因此，在想奮發圖強、再努力一下的時候，就一邊按壓太淵的穴道，「不久就會有好事發生」一邊這麼唸吧。

只要按壓太淵，就會覺得倦怠感消失，身體充滿能量。當然，努力過後，不要過度勉強，讓身體充分休息也很重要。

神門

發揮實力的穴道

想在**關鍵時刻**順利勝出

沿著小指的骨頭由上往下找的時候，在和手腕折痕的交叉處有稍微凹陷的地方，就是神門。用拇指像是要把骨頭往上拉一樣的，在手掌的那一側推壓。

情緒小咒語　「我一定辦得到！」

神門

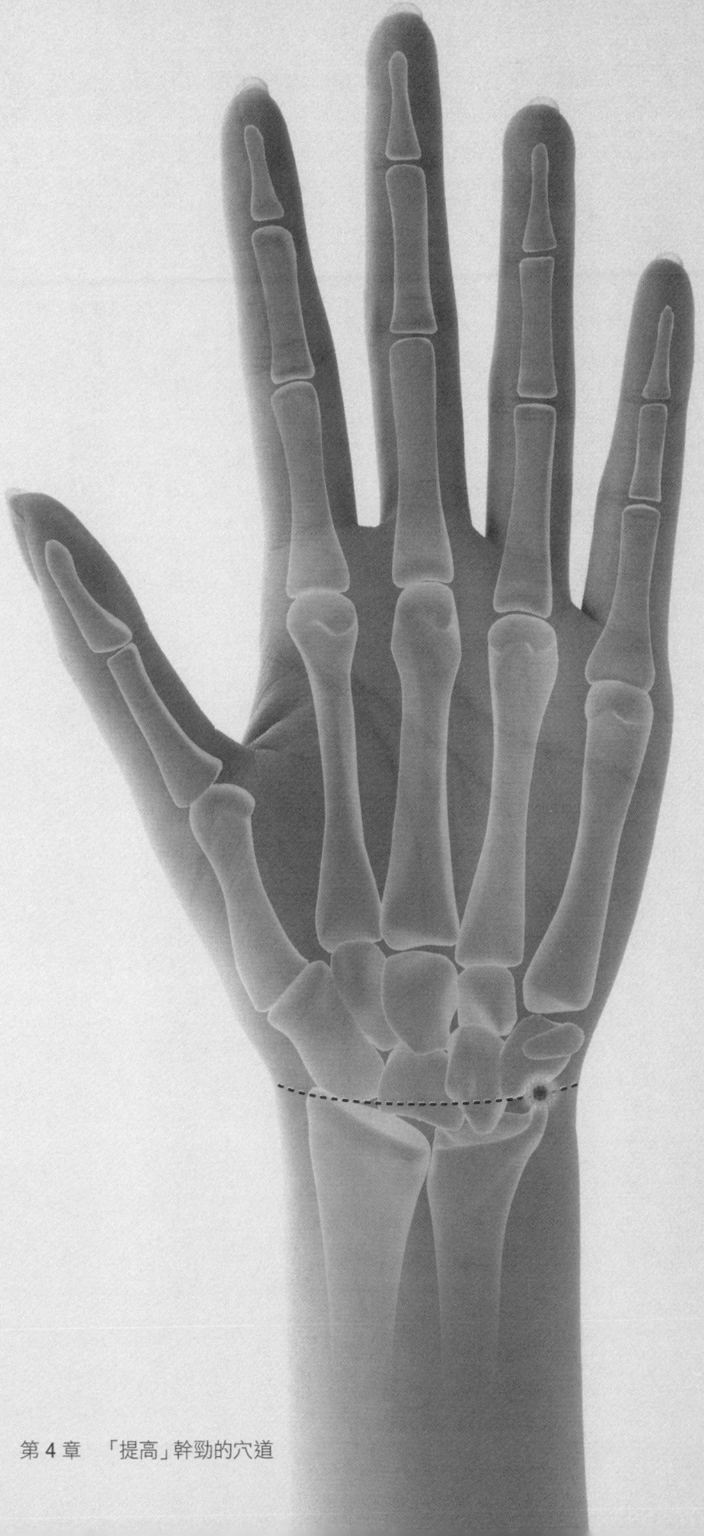

幫助調整血壓和心情

很多人會固定運動保持身體健康，但是你知道若不加以留意身體的狀況就進行運動，有可能導致運動猝死嗎？

追根究柢，猝死的原因並不是運動不好，而是這些人沒有發現自身的隱藏疾病，在劇烈運動的催化下，加重身體負擔，誘發病變。

根據東京都監察醫務院，針對四十至五十九歲，在運動中猝死調查顯示，在這個年齡層中，運動中死亡率最高的運動，竟然是高爾夫球。

其中有八成以上都是心肌梗塞，原因是在揮杆前後的心跳或血壓急速上下動，給心臟帶來過度的負擔。

順便一提，**比起揮杆的擊球，推杆給心臟帶來更大的負擔**。

或許大家會覺得很不可思議，和揮杆相比，推杆的運動量並沒有那麼大，但是因為勝負關鍵的場面下極度的緊張感，給身體帶來更大的負擔。

不只是高爾夫球的推杆，在日常生活中，也有很多「就是現在」的這種場面，必需冷靜，而且一定要發揮原本所擁有的實力才行。

這種時候，我推薦的是「神門」的穴道。神門是**具有正常控制血壓作用的穴道**。「我一定辦得到！」請一邊這麼唸，一邊按壓。

在關鍵時刻，想要冷靜、發揮實力的時候，在上場前請刺激這個穴道。可以幫助你調整血壓，恢復平靜。

手的三里

對原因不明的不適有效的穴道

明明醫生說「沒有什麼異常」身體卻不舒服

位於從手肘彎曲時形成的折痕部分開始，往手腕方向距離三根手指寬的地方的穴道。因為不容易找，所以請在骨頭的內側，用拇指用鑽的找找看吧。感覺有麻麻的刺痛感的地方，就是手的三里。

情緒小咒語「慢慢好起來了」

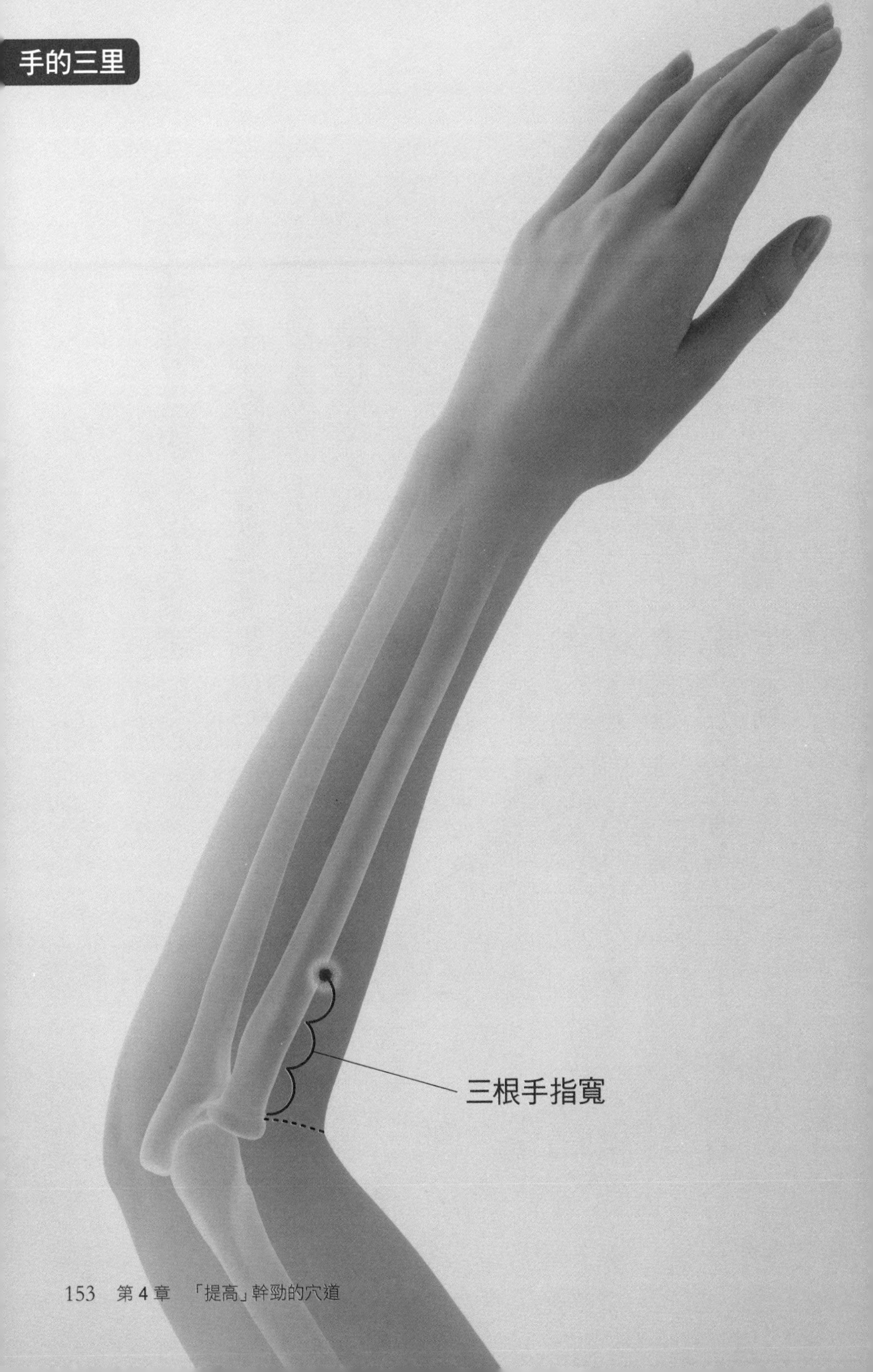
手的三里
三根手指寬

雖然醫生說「沒有異常」……

「明明檢查的時候並沒有哪裡不好，但會頭痛或拉肚子……」

「身體就是不舒服，看了很多醫生卻找不到原因。」

「有心悸或暈眩、憂鬱感等等的痛苦症狀。」

諸如此類的，都是自律神經失調症的主要症狀。

像這種案例，即使接受醫生診斷，有時候也得不到能讓人接受的說明。因此，對本人而言，難過的日子還是會繼續下去。

原因可能是壓力或疲勞等各式各樣的狀況，但因為身體出現不適，所以只要一變嚴重，就連去上班都很困難。

即使沒到這個地步，也會有「總覺得不舒服。」、「有時候胃或頭會痛。」像這樣狀況的人也很多，不是嗎？

胃或腦本身並沒有問題的話，那幾乎都是自律神經失調的狀況。「手的三里」，是以萬能的穴道而知名的。這個穴道，有很多神經經過，如果要比喻的話，就像「很多條路線都會開進去的終點站」一樣的場所。其中，**最適合用來調整失調的自律神經**。

請一邊按手的三里，「慢慢好起來了」一邊這麼唸。請這樣調整自律神經，好好休息吧。

內關

消除不安的穴道

不安、擔心的感覺，在腦中揮之不去

把另一隻手的無名指放在手腕根部的折痕處，往手肘方向，位於距離三根手指頭的位置的穴道。拇指放在上面，直接往皮膚垂直按壓下去吧。

情緒小咒語　「不安會消失」

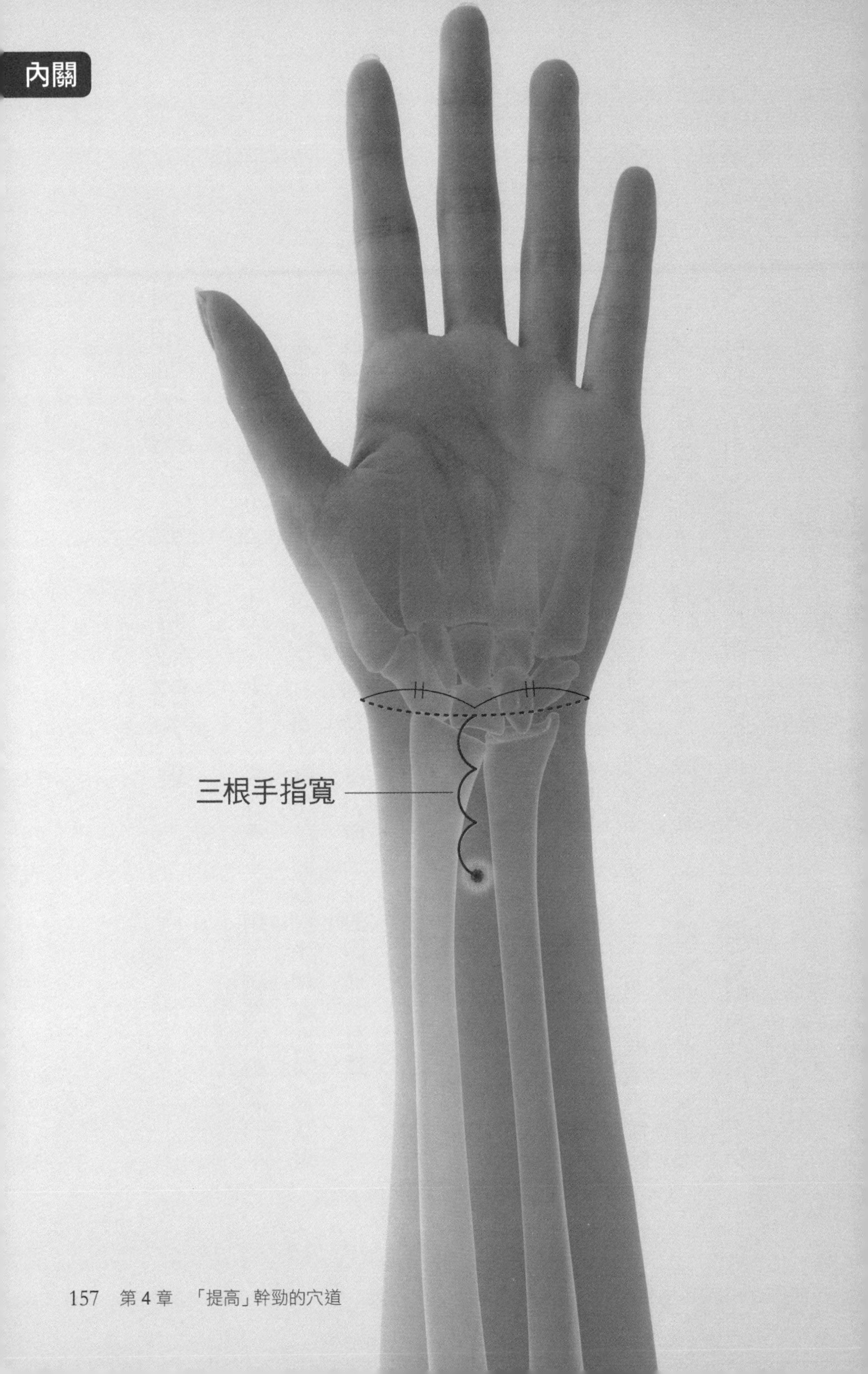
內關
三根手指寬

對抑制不安、頭痛有效的穴道

「內關」能幫助抑制不安，對自律神經產生作用，調整荷爾蒙的平衡，產生活力。**內關也是對頭痛有效，這也是因為自律神經被調整好而讓症狀減輕的關係，特別對「精神性的壓力所造成的頭痛」有效。**

「不安」的「扁桃體」

是否有不安的情緒，是由腦內的「扁桃體」來判斷。扁桃體位於司掌記憶的「海馬」的入口，這個扁桃體會判斷出對腦而言是開心或是不愉快的狀況。扁桃體判斷接收到的情報是危險的話，就會隨著「不安」或「恐懼」的情緒，引起心悸，或是讓身體發抖，或冒汗。這是因為「形成不安的迴路」開始啟動了。如果只是這樣，是不會有任何問題的，但這個迴路有時候會有過度運作的情形。

明明沒有很大的危險逼近，卻不知道為什麼因為一點點緊張就引起心悸。因為這樣所感覺到的「不安」與日俱增，結果轉變成「恐懼」。這就是過度反應的關係。原因不明的不安感或恐懼感逐漸襲來。為了切斷這種「形成不安的迴路」，在腦中覆蓋上「好的記憶」是很重要的。為此，不只是穴道，芳香療法也很有效果。

可以試著聞一聞喜歡又能讓心情平靜的味道，「聞到這個味道就會平靜下來」→「平靜之後，不安就消失了」→「如果聞到這個味道，不安就會消失」讓扁桃體做這樣的判斷，記憶在海馬裡。這樣一來，「如果聞到了喜歡的味道，不論何時都會安心」的記憶，就能寫在腦海裡。

手的命門

趕走倦怠感的穴道

對自己沒**自信**……

小指第二關節的橫向折痕的中央就是手的命門。用另一隻手的拇指和食指，夾住小指來按壓穴道吧。

情緒小咒語 「沒問題，沒問題」

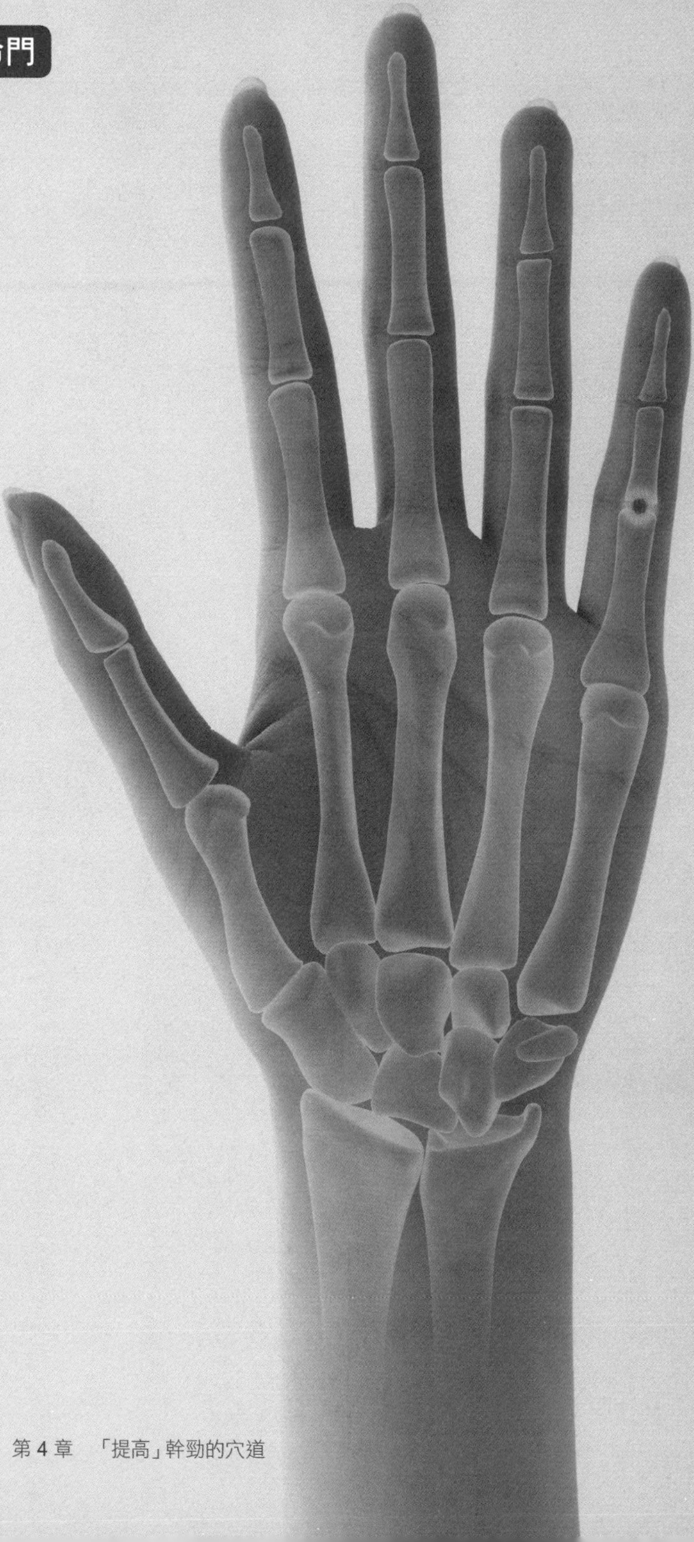

倦怠感是和憂鬱的危險信號！

「對自己沒有自信。」

「我就是不起眼的人，所以大家才會這樣。」

「反正我就是……」

身心倦怠時，就很容易產生「反正我就是……」的這種悲觀情緒。這個是如果放著不管就容易形成憂鬱症的危險信號。不盡快消除是不行的。

在這個時候一按就會有效果的，就是「手的命門」這個穴道。因為命門在背部也有，所以把小指的穴道稱為「手的命門」，來區別它們。

這個手的命門，**具有消除倦怠感，讓人產生樂觀積極的心情的作用**，因此如果感到倦怠、無力的時候，請按壓這個穴道！

不要煩惱「過去」，請煩惱「未來」

容易得憂鬱症的人，有「對過去煩惱」的傾向。

雖然同樣是煩惱，但「對未來煩惱」相較為健康且積極，但是關於過去，不管怎麼煩惱、執著，都不可能找得到回頭解決的對策。

雖然有些事情真的很難走出來，也很辛苦。但是請一起努力，不管怎麼做，過度執著過去，都會將自己拉回悲觀。

因此為了避免憂鬱，請一邊按壓手的命門，一邊唸：「沒問題，沒問題」來趕走悲觀的思考。

如果能消除身心的倦怠感，就能比現在更積極又有活力。

按壓這個穴道，手腳會漸漸溫熱。這是因為手的命門，也具有讓血液循環變好，提高代謝的效果。

郄門

對沮喪有效的穴道

和別人相比，就會**很沮喪**

在手掌朝上的時候，位於距離手腕的折痕五根手指寬的位置的穴道。把拇指指腹橫向貼在上面，往手臂中央的肌腱按壓。如果有感覺到微微的刺激，那就是郄門。

情緒小咒語　「只要做，就辦得到」

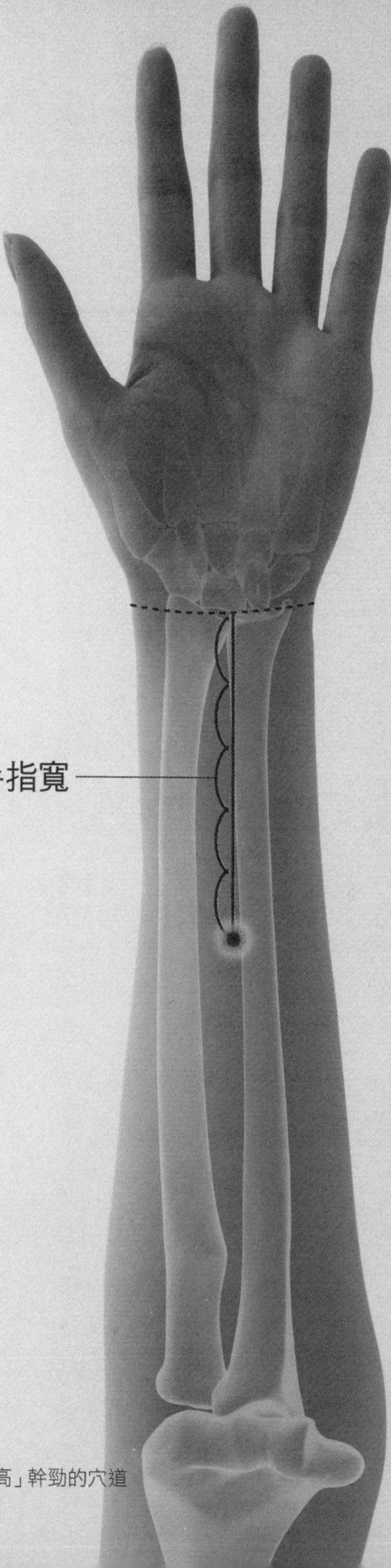
五根手指寬

沮喪是來自於自律神經失調

「和人一比，就覺得好沮喪……」

「那個也是，這個也是，全都好後悔……」

工作不順利的時候，或是人際關係煩雜的時候，不自覺的就會很沮喪，這是誰都會發生的事。但是，那種情緒如果持續好幾天，心情都不好的話，就有腦部沒有正常運作的可能性。

「郄門」是可幫助調整這種自律神經失調的穴道。

郄門能分泌讓心理狀態平靜的「血清素」，讓人產生積極的情緒「去甲基腎上腺素」等的荷爾蒙。

郄門也具有幫助調整心悸或喘不過氣等的呼吸不順的效果。呼吸調整好的話，心理的狀態就會調整好，這也正如我之前再三強調的事一樣。

「只要做，就辦得到。」請一邊這樣唸，一邊按。心情就會瞬間變得輕快。為了要克服沮喪或不安、恐懼的感情，「盡可能地去做」的心也很重要。「試著做做看，結果成功了」有這種好的經驗，就能給人自信。

為了能得到這種感覺，要小幅度的設定目標，一個一個逐漸完成「小小成功體驗」，將會帶來「小小的自信」。

之後，再一點一點的把目標往上設定就好了。在做這種挑戰的時候，也請務必按壓郄門，調整心靈哦。

少海

聚集元氣能量的穴道

在重要時刻無法鼓起**勇氣**

在手肘彎曲時所產生的折痕上，位於小指側的穴道。從折痕的邊端開始，往外側移一根手指的寬度，用拇指鑽進肌腱下面般地按壓吧。

情緒小咒語　「凝聚吧，勇氣！」

少海
一根手指寬

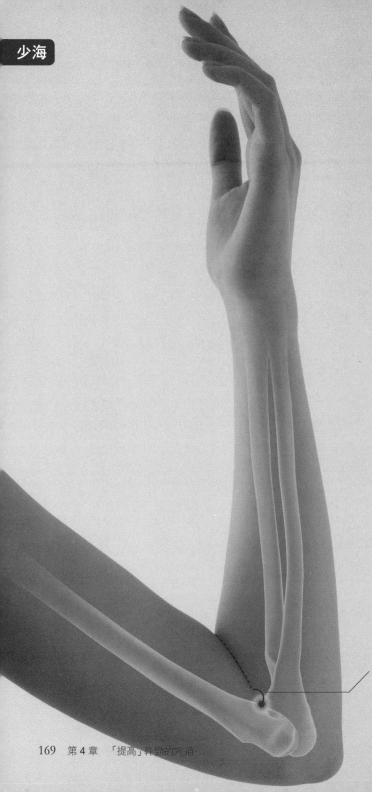

像「海」一樣的，讓生命的能量集中的穴道

「在重要的時候無法鼓起勇氣……」

「總是踏不出第一步……」

有這樣煩惱的人很多吧。少海的穴道，指的是「小小的海」。

請把它看成，孕育很多生命體的海一樣，是**為了維持人的生命，重要的能量大量匯集的地方**。

藉由按壓這個能量源頭的穴道，就能產生很大的勇氣。

在重要的時刻，想說的話說不出口的人，今天更要借用少海的穴道的力量，請試著強調自我的主張。

「凝聚吧，勇氣！」請一邊這樣唸，一邊按壓。

對眼睛疲勞也有效！

少海對消除眼睛疲勞也很有效，現代人在工作上大多需要整天盯著電腦螢幕。就算下班後也免不了看電視、滑手機或是打電動放鬆，因此眼睛常會使用過度，衍生出許多眼睛疾病。

覺得眼壓過高，疲累不堪的時候，請按壓少海，讓眼睛休息一下。

如果感覺有強烈疼痛，那是就眼睛相當疲勞的證據。另外為了保有深層又優質的睡眠，睡前請不要使用智慧型手機或電腦，讓眼睛好好休息。

手的五里

腎上腺素提高的穴道

因為**怕生**而不喜歡去人多的場合……

從「曲池」開，往肩膀方向移動，距離四根手指寬的位置的穴道。把小指放在手肘的根部，食指碰到的位置上按壓會有麻麻的感覺的地方，就是手的五里。

情緒小咒語 「好，走吧！」

手的五里

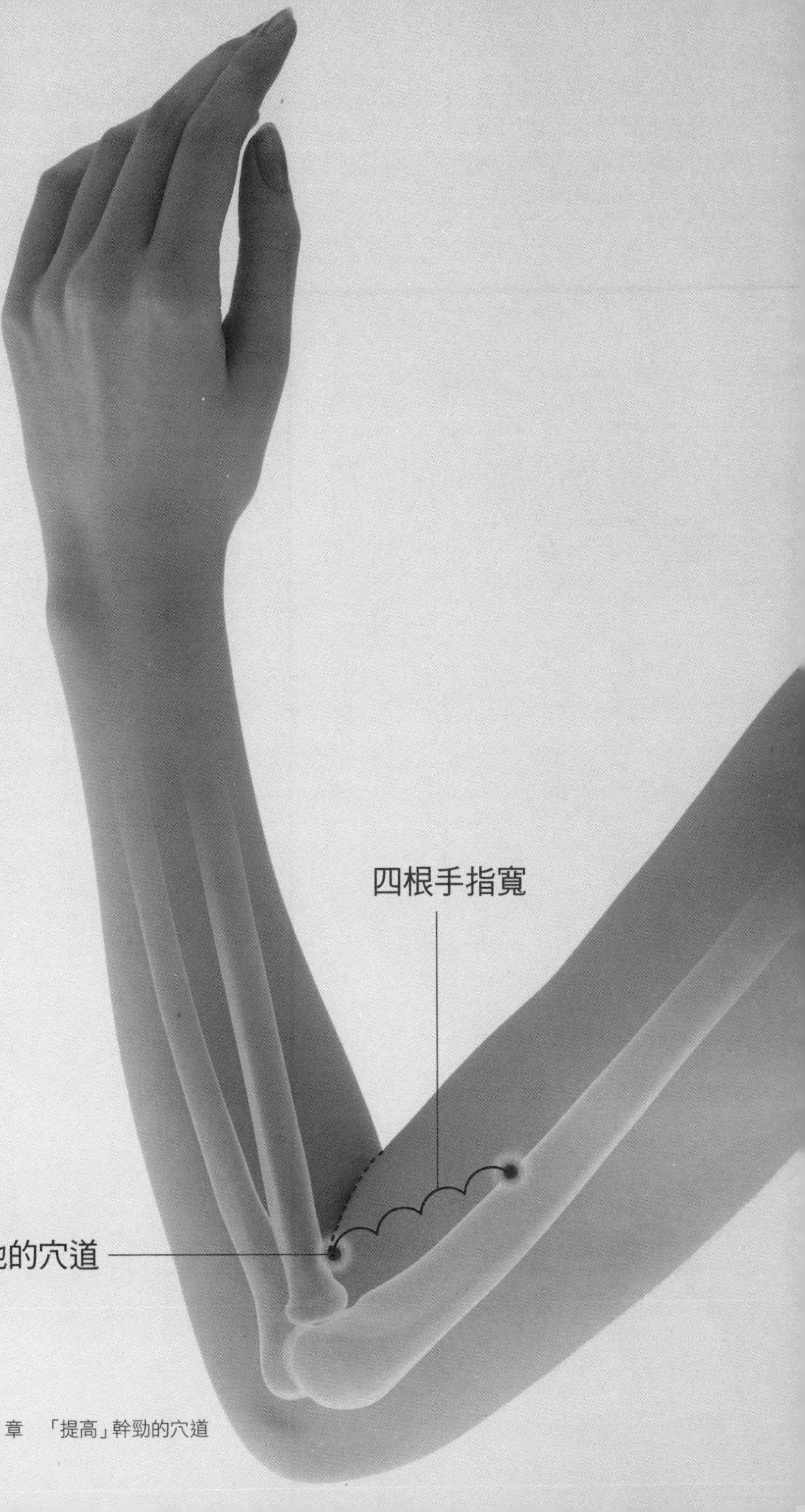

男性有很多「窩在家」

明明在工作場合看起來社交能力很強，侃侃而談，也能自在與客戶相處，但私底下卻不太喜歡跟陌生人接觸，甚至是有點怕生的人似乎很多。聽說也有很多搞笑諧星或是主持人，下工以後，其實平常是很文靜、不喜歡講話的人。像這樣工作和私生活，性格截然不同的人，並不罕見。

女性之間常初見面就能侃侃而談，反之，較多男性在工作以外的場合，很怕和不熟悉的人對話。有很多人在派對上，如果沒有別人開口和自己攀談，都會一直保持沉默到結束。但假使是像工作這種有明確的「主題」，就沒問題，可以很輕鬆地對談，但漫無目的的「閒聊」，卻不拿手。

退休之後，一直窩在家裡，足不出戶，也是男性比較多。

仔細觀察，去百貨公司或咖啡館、看舞台劇的人之中，也是女性同伴的組合比較多，相對的，就不太看得到男性同伴的組合。

手臂在胸前交叉就能按壓

這種窩在家的情形，不只對身體健康不好，對心理健康也不好。因為沒有出去外面和各式各樣的人說話刺激的話，就會慢慢不用腦了。

「手的五里」能促進分泌「腎上腺素」的穴道，能讓腦活化、幫助提起幹勁。請試著按看看，你會感覺到活力泉湧而出。

這個手的五里，最令人感興趣的，就是在手臂交叉抱胸時，剛好指尖碰到的位置就在穴道附近。所以手臂交叉在胸前就能直接按壓，也不會被別人發現的穴道。手臂交叉抱胸時所顯現出的心理之一，就是「戰鬥態勢」，在這個接下來要迎戰的時刻，搞不好是因為想按壓手的五里，讓腎上腺素分泌。平常無意間所做的動作，不可思議的和穴道的位置符合。

後頭點

調整女性荷爾蒙平衡的穴道

好想解決**生理期**的悶悶不樂、**更年期障礙**的倦怠感

位於小指的第二關節外側的穴道。用另一隻手的拇指和食指夾住後，以搓揉推開的方式按壓吧。

● **情緒小咒語**　「心情好起來了」

後頭點

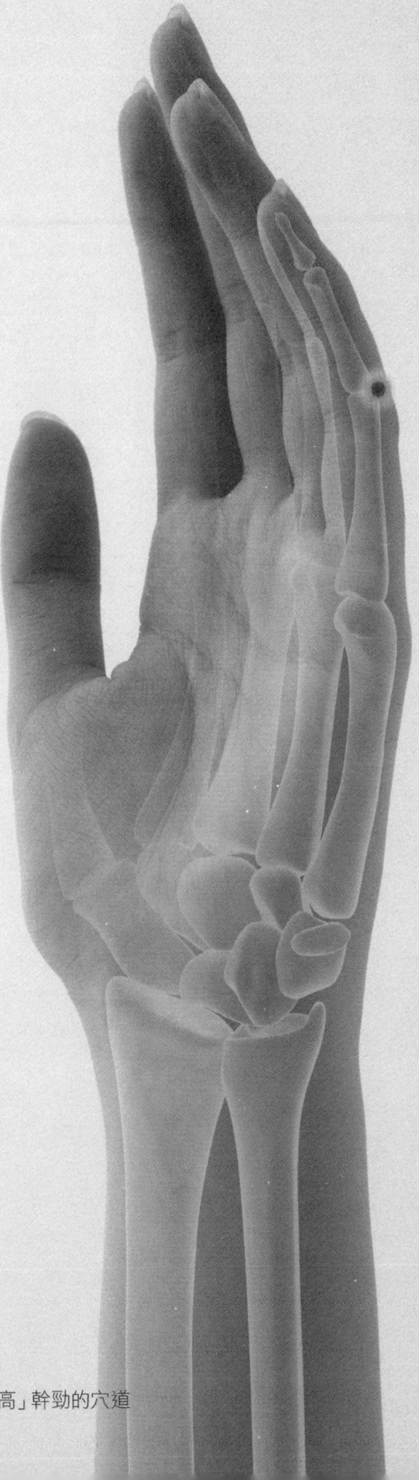

只要調整好荷爾蒙平衡，心情也會變好

「生理期一來就會好憂鬱。」

「更年期障礙的倦怠感，好想做點什麼來解決。」

這個時候，只要按壓就會有效果的，就是「後頭點」的穴道。位於小指的後頭點，是**能幫助調整女性荷爾蒙的穴道**。

後頭點能讓因為生理期或更年期障礙造成的荷爾蒙平衡的變化，回復到接近正常值的作用。「心情好起來了」請一邊這麼唸，一邊按壓，就能讓因為荷爾蒙不穩定，所造成的不安漸漸安定下來。

一生中所分泌的「女性荷爾蒙」有多少？

順道一提，頭部單邊像脈搏跳動般抽痛的頭痛稱為「偏頭痛」，據說這是由荷爾蒙平衡失調所引起的。因此，這個後頭點，**也是對偏頭痛有效果的穴道**。這是因為荷爾蒙平衡調整好，就能緩和偏頭痛的關係。

雖然是題外話，但聽說懷孕時，因為荷爾蒙平衡安定，所以幾乎不會引起偏頭痛。女性荷爾蒙在一生中只有分泌「一茶匙」的量而已，但雖然只有這麼少的量，卻會對身體帶來很大的影響，真是一件深奧的事。

陽池

調整體內時鐘的穴道

沒辦法神清氣爽地**起床**

位於在手背向上的時候，沿著無名指和小指的骨頭之間的溝向下找，在和手腕橫向折痕交叉的地方的穴道。用拇指垂直往下壓吧。

情緒小咒語　「清醒吧，身體」

陽池

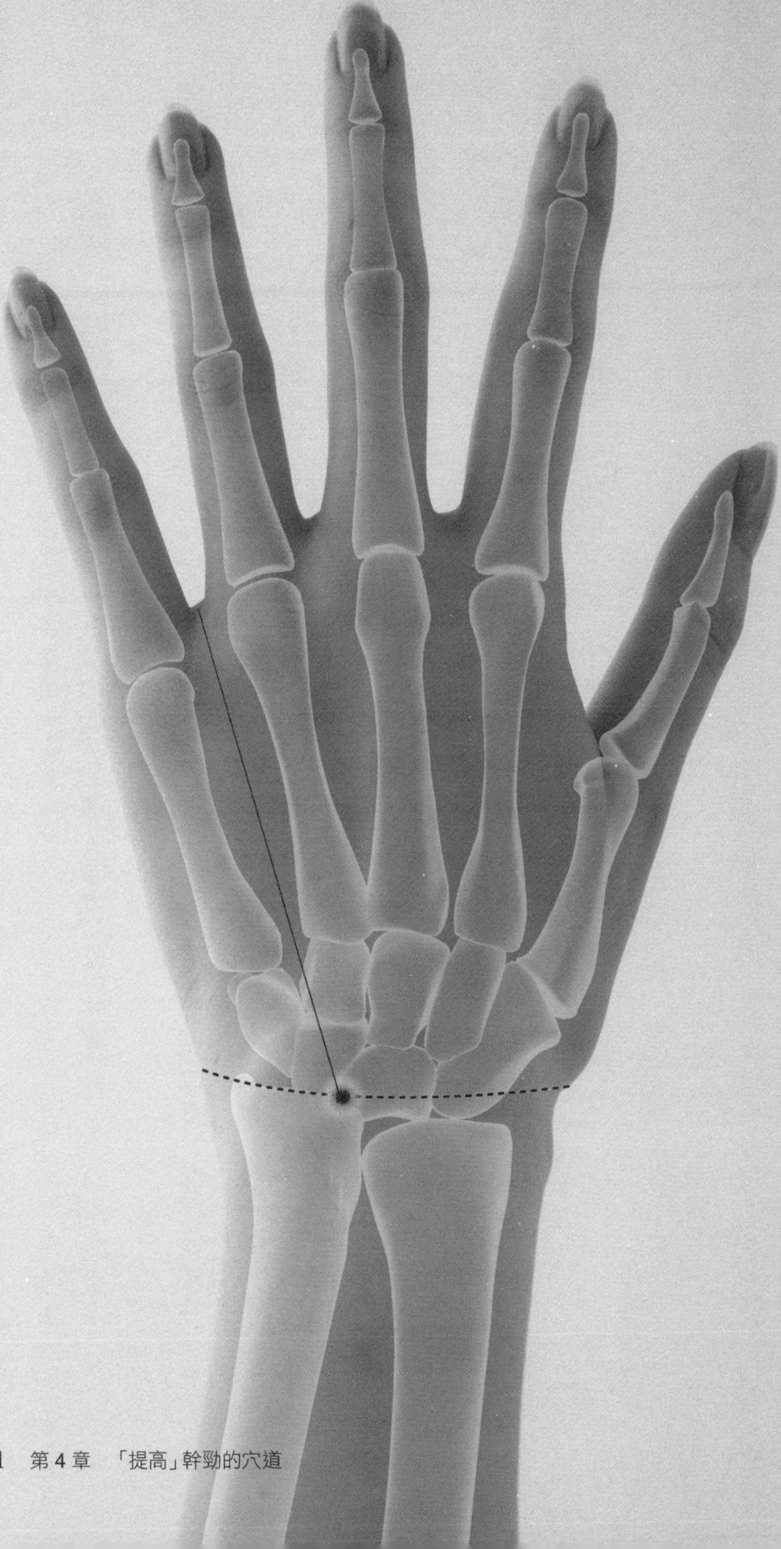

在棉被裡用力按壓的話，身體就會覺醒！

人在就寢的時候，名為副交感神經的「放鬆神經」會處於優先位置，讓身心休息。一到早上，這個副交感神經就會切換到名為交感神經的「活動神經」。如果時常賴床，總是覺得起床是件非常困難的事，就有可能是交感神經切換不順的關係。請按壓陽池的穴道，讓開關切換吧。即使在棉被裡做也可以，一邊唸：「清醒吧，身體」一邊用拇指用力刺激。

交感神經會因太陽的光而覺醒，如果拉開窗簾，曬一曬早上的陽光十秒鐘，就更能神清氣爽地起床。但如果還是沒有精神，請用熱水淋浴吧。一邊淋浴，一邊按壓陽池，就能確實地打開交感神經的開關。

後記

按壓手穴道，獲得幸福

我任職於製藥公司後，第一次休長假回老家後的一個星期，一直引頸企盼和我再次相會的祖父，靜靜地辭世了。好像是為了和我重聚，而延後前往極樂世界的旅程吧。

出生於大正年間的祖父，是非常嚴格的人。凡事均嚴格遵照禮儀的作法，回到老家，看到我的父親隔著和室拉門，恭敬地跪著鞠躬向祖父說「晚安」後才離開的樣子，著實嚇了我一跳。

祖父孤身一人前往北海道，二十幾歲就在札幌的黃金地帶開了店，之後，經商規模慢慢擴大，累積了財富。

把家業交給我父親繼承之後，就在老家蓋了有石牆的宅邸，是相當豪爽的人。祖父雖然對孩子的教養很嚴厲，但總是叫孫子輩的我「小弟弟，小弟弟」，非常疼愛我。

在我決定要唸大學的時候，我對家裡表示「想唸藥學系」、「想去唸東京的大學」，但聽說親戚們異口同聲的反對，因為當時我家並沒有那麼富裕，也沒有餘力供我唸大學。

但是，貢獻一生為加藤家扛起家計的祖父，說「讓雅俊做他自己喜歡的事」的一句話，大家全都不再說什麼，於是便讓我去東京唸大學。

數年後的某一天，父親告訴我，祖父總是很高興地說：「孫子走了醫療之路。」笑得眼睛瞇起來，以孫子為傲。祖父的病情從惡化到辭世的這一個星期，我一直在祖父的身旁陪著他。

老家在岐阜縣深山裡，在後面的田裡有野豬會帶著小野豬出來玩的鄉下地方。因為是盆地，所以夏天格外嚴熱，我記得，那年特別的熱。不管

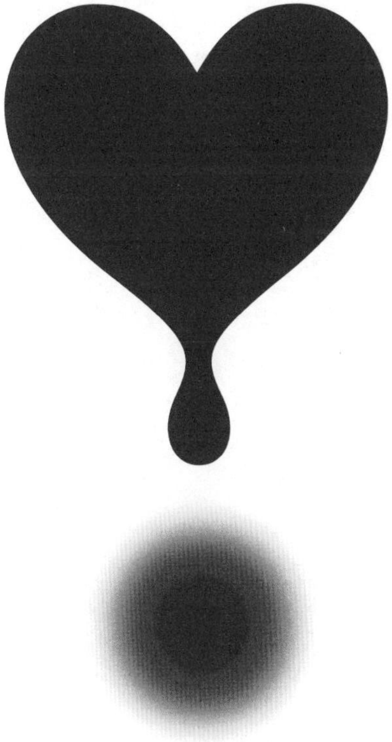

185　後記　按壓手穴道，獲得幸福

怎麼擦，汗總是飆出來的酷熱夜晚，我幫祖父量血壓，或是握著他的手，或是幫他擦拭身體，跟他說：「會不會不舒服？沒關係，我陪著你喔。」就這樣度過。半夜，總是可以聽到蟬的鳴叫聲。

在他臨終時，我和祖父說了什麼呢？

雖然很多事現在都想不起來了，但我傾盡我所知的醫療知識，量體溫或脈搏，幫祖父按摩血液循環不良的腳，祖父對我說：「小弟弟為我診療，好高興哦，你變得好棒喔！」這件事至今依然深深留在我腦海裡。

對於進公司後，因研究所的職務，完全沒有和人接觸，只埋首做實驗的我，這是第一次接觸到真正的「血肉之軀」的經驗。這次的經驗中，能用自己的手去碰觸到的「生命」，是確確實實地存在著。

祖父在最後，雙手合十，跟我說：「謝謝。」就啟程去旅行了。

握著他人的手，跟他說話，這樣簡單的事，能給人勇氣，治療他的不適，發現這件事的我，產生想做「陪在人身旁的醫療」，而自己開了公司。

在我的眼前，不只是身體的不適，還有很多訴說著心裡的不適的人們。為了了解「心病」，同時也為了這些人，我學習有關腦科學或心理學、穴道、芳香療法，也學習了飲食或運動療法，持續研究和憂鬱症相關的課題。有時候，會從客人那裡得到令人開心的報告。

治好了從小就有的嚴重的異位性皮膚炎，把蓋住臉的頭髮往上梳起，結果「要結婚了」，和父母親一同來報喜。逐漸能對他人敞開心胸的這位小姐，真的高興到眼淚都流下來了。

不依賴藥物就變健康的好幫手誕生了。像這樣，讓許多人的人生產生變化，給了我「想救更多的人」的想法和力量。

這次，長久以來不斷在錯誤中學習，終於研究出來的「穴道腦療法」，能傳授給大家，讓我由衷感到開心。

希望這個「穴道腦療法」能調整你的感情，並且順利幫助你消除心靈的痛苦，讓你可以獲得想要的幸福。

加藤雅俊

HealthTree 健康樹 健康樹系列 103

按壓手穴道，釋放壞情緒

手のツボを押すだけでしつこい怒りが消える！

作　　者　加藤雅俊
譯　　者　胡汶廷
總 編 輯　何玉美
責任編輯　盧羿珊
封面設計　張天薪
內文排版　菩薩蠻數位文化有限公司

出版發行　采實出版集團
行銷企劃　陳佩宜・陳詩婷・陳苑如
業務發行　林詩富・張世明・吳淑華・林踏欣・林坤蓉
會計行政　王雅蕙・李韶婉
法律顧問　第一國際法律事務所　余淑杏律師
電子信箱　acme@acmebook.com.tw
采實ＦＢ　http://www.facebook.com/acmebook

ＩＳＢＮ　978-957-8950-04-7
定　　價　300 元
初版一刷　2018 年 1 月
劃撥帳號　50148859
劃撥戶名　采實文化事業有限公司
　　　　　104 台北市中山區建國北路二段 92 號 9 樓
　　　　　電話：02-2518-5198
　　　　　傳真：02-2518-2098

國家圖書館出版品預行編目(CIP)資料

按壓手穴道,釋放壞情緒 / 加藤雅俊作 ; 胡汶廷譯. -- 初版.
-- 臺北市 : 采實文化, 民107.01
面 ;　公分. -- (健康樹系列 ; 103)
譯自 : 手のツボを押すだけでしつこい怒りが消える!
ISBN 978-957-8950-04-7(平裝)
1.指壓 2.手 3.經穴

413.93　　　　106022648

采實出版集團
ACME PUBLISHING GROUP

廣	告	回	信
台北郵局登記證			
台北廣字第03720號			
免	貼	郵	票

采實文化 ACME PUBLISHING 采實文化事業股份有限公司

10479台北市中山區建國北路二段92號9樓

采實文化讀者服務部　收

讀者服務專線：(02) 2518-5198

HealthTree 健康樹 **系列**專用回函

系列：健康樹系列103

書名：按壓手穴道，釋放壞情緒

讀者資料（本資料只供出版社內部建檔及寄送必要書訊使用）：

1. 姓名：
2. 性別：□男 □女
3. 出生年月日：民國 年 月 日（年齡： 歲）
4. 教育程度：□大學以上 □大學 □專科 □高中（職） □國中 □國小以下（含國小）
5. 聯絡地址：
6. 聯絡電話：
7. 電子郵件信箱：
8. 是否願意收到出版物相關資料：□願意 □不願意

購書資訊：

1. 您在哪裡購買本書？□金石堂（含金石堂網路書店） □誠品 □何嘉仁 □博客來 □墊腳石 □其他：____________________（請寫書店名稱）
2. 購買本書的日期是？______年______月______日
3. 您從哪裡得到這本書的相關訊息？□報紙廣告 □雜誌 □電視 □廣播 □親朋好友告知 □逛書店看到 □別人送的 □網路上看到
4. 什麼原因讓你購買本書？□對主題感興趣 □被書名吸引才買的 □封面吸引人 □內容好，想買回去試看看 □其他：________________________________（請寫原因）
5. 看過書以後，您覺得本書的內容：□很好 □普通 □差強人意 □應再加強 □不夠充實
6. 對這本書的整體包裝設計，您覺得：□都很好 □封面吸引人，但內頁編排有待加強 □封面不夠吸引人，內頁編排很棒 □封面和內頁編排都有待加強 □封面和內頁編排都很差

寫下您對本書及出版社的建議：

1. 您最喜歡本書的哪一個特點？□健康養生 □包裝設計 □內容充實
2. 您最喜歡本書中的哪一個章節？原因是？

____

____

3. 您最想知道哪些關於健康、生活方面的資訊？

____

____

4. 未來您希望我們出版哪一類型的書籍？

____

____